# Rééducation Fonctionnelle

## et

# Rééducation Professionnelle

## des Blessés

PAR MM.

JEAN CAMUS, BOURRILLON, NYNS,
F. TERRIEN, FONTANE, NOVÉ-
JOSSERAND ET BOUGET, BOUREAU,
LARUE, DE MAZIÈRES, E. LEROUX,
DE CABAUSSEL, E. VORON,
J. NANOT, LINDEMANS, BELOT
ET PRIVAT, NEPPER ET VALLÉE.

## PRÉFACE

de

**M. JUSTIN GODART,**

Sous-secrétaire d'État du service de santé militaire.

61 FIGURES DANS LE TEXTE

## PARIS

### LIBRAIRIE J.-B. BAILLIÈRE ET FILS

19, rue Hautefeuille, près du boulevard Saint-Germain.

**1917**

Tous droits réservés.

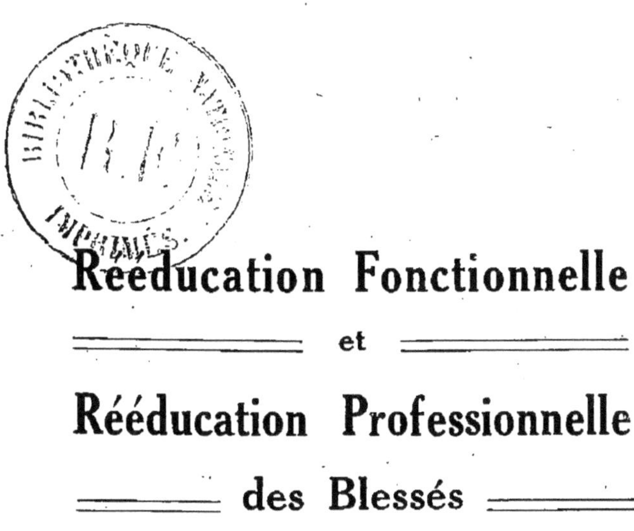

# Rééducation Fonctionnelle

## et

# Rééducation Professionnelle

## des Blessés

# Rééducation Fonctionnelle

et

# Rééducation Professionnelle des Blessés

PAR MM.

JEAN CAMUS, BOURRILLON, NYNS, F. TERRIEN, FONTANE, NOVÉ-JOSSERAND ET BOUGET, BOUREAU, LARUE, DE MAZIÈRES, E. LEROUX, DE CABAUSSEL, E. VORON, J. NANOT, LINDEMANS, BELOT ET PRIVAT, NEPPER ET VALLÉE.

## PRÉFACE

de

**M. JUSTIN GODART,**

Sous-secrétaire d'État du service de santé militaire.

61 FIGURES DANS LE TEXTE

## PARIS

**LIBRAIRIE J.-B. BAILLIÈRE ET FILS**

19, rue Hautefeuille, près du boulevard Saint-Germain.

**1917**

Tous droits réservés.

# PRÉFACE

C'était un devoir impérieux pour le service de santé de se préoccuper des conditions de retour dans la vie civile des soldats qui, profondément blessés, ou mutilés, sont astreints à un séjour de plusieurs mois dans les différentes formations sanitaires.

Il eût été déplorable de ne pas utiliser pour une réadaptation, une rééducation professionnelle, le temps passé par les blessés dans les centres de physiothérapie, puis dans les centres de prothèse.

C'eût été une faute d'autant plus grave que le travail manuel apparaît comme un agent thérapeutique de premier ordre et que la rééducation fonctionnelle — une série de travaux le démontrent — est éminemment favorisée par une rééducation professionnelle bien comprise.

De plus, pendant ces périodes de soins physiothérapiques et d'appareillage, alors que le blessé est encore peu éloigné du traumatisme initial et de la phase chirurgicale proprement dite, il y aurait danger pour lui à le laisser reprendre, sans surveillance, sa profession habituelle.

Une période assez longue de la rééducation professionnelle exige donc une surveillance médicale ; elle incombe par conséquent de façon évidente au Service de santé.

Pénétré de l'idée de cette obligation, j'ai donné,

depuis l'automne de 1915, une série d'instructions dans le but de favoriser, de développer la rééducation professionnelle dans les formations, en particulier dans les centres de physiothérapie. Efforts de propagande préparant l'effort d'organisation.

Une affiche (1), destinée à renseigner les mutilés de la guerre sur les bénéfices qu'ils peuvent tirer de la rééducation et sur les moyens qu'ils peuvent employer pour suivre les cours de rééducation, a été apposée dans toutes les formations sanitaires. Les directeurs du Service de santé de toutes les régions ont été avisés (2) des règles à suivre pour l'envoi des invalides sur les écoles de rééducation professionnelle, soit que ces invalides se trouvent dans les hôpitaux, en convalescence ou en congé d'attente d'une liquidation de pension.

La liste complète des écoles de rééducation avec l'indication du nombre des places et des métiers enseignés fut affichée (3) de tous côtés.

A l'occasion de la réorganisation des services de physiothérapie, les chefs de centre furent invités à utiliser largement les écoles de rééducation (4); les directeurs du Service de santé reçurent des instructions précises dans le même sens (5).

La nouvelle réglementation (6) des centres d'appareillage fut l'occasion d'insister sur la nécessité de mener de front la rééducation fonctionnelle, la rééducation professionnelle et l'appa-

---

(1) Circulaire n° 34214 C/7, du 16 septembre 1915.
(2) Circulaire n° 37267 C/7, du 5 octobre 1915.
(3) Circulaire n° 7033 3/7, du 28 octobre 1915, et circulaire n° 2180 3/7, du 1er décembre 1915.
(4) Circulaire n° 1199 3/7, du 23 janvier 1916.
(5) Circulaire 6 Ci/7, du 31 janvier 1916.
(6) Circulaire n° 7788 3/7, du 2 juin 1916.

reillage ; les conditions dans lesquelles les primes de travail doivent être accordées aux mutilés en instance de pension (1) furent précisées et toutes les facilités pour suivre l'enseignement des écoles de rééducation ou reprendre le travail professionnel en ville furent offertes aux mutilés (2).

Enfin, ces derniers reçurent même le droit, après la liquidation de leur pension (3), de continuer, aux frais du service de santé, leur rééducation dans les divers centres.

Des rapports mensuels sur les efforts faits, sur les résultats obtenus dans les diverses écoles de rééducation professionnelle sont, à l'heure actuelle, fournis régulièrement au Sous-secrétariat d'État du Service de santé (4).

Dans cette œuvre de rééducation, le Service de santé a collaboré, en outre, de la façon la plus active, avec les divers ministères préoccupés des mêmes questions, avec le ministère de l'Intérieur, avec le ministère du Travail, avec celui de l'Instruction publique, celui de l'Agriculture.

Il a collaboré avec les groupements régionaux, avec les sociétés privées fondées en vue de la rééducation des mutilés.

Parmi ces dernières il a, dès la première heure, apporté tout son concours à l'œuvre de grande envergure entreprise par l'Union des colonies étrangères. Cette œuvre est exposée brièvement à la fin de ce volume : le lecteur verra l'effort fourni par les amis de la France qui, en quelques mois,

(1) Circulaire n° 178 Ci/7, du 1er août 1915.
(2) Circulaire n° 215 Ci/7, du 31 août 1916.
(3) Circulaire n° 317 Ci/7 du 15 novembre 1916.
(4) Circulaire n° 360 Ci/7, du 10 décembre 1916, et circulaire 361 Ci/7, du 10 décembre 1916.

ont fondé dans le Gouvernement militaire de Paris quatre grandes écoles qui assurent la rééducation de près d'un millier de blessés.

La rééducation agricole a été l'objet de mes préoccupations constantes, tout a été fait pour augmenter la main-d'œuvre agricole ; des permissions individuelles ont été accordées en grand nombre ; des équipes, sous la direction de gradés, ont été constituées et mises à la disposition des préfets et des agriculteurs.

De bonne heure les médecins se sont consacrés aux questions de rééducation professionnelle, collaborant aux différentes fondations quand eux-mêmes n'en créaient pas de nouvelles. Plusieurs d'entre eux, ainsi que des agriculteurs spécialisés et des ingénieurs agronomes, apportent dans ce volume le fruit de leur expérience en matière de rééducation ; le lecteur trouvera là nombre d'idées directrices et de procédés pratiques d'une application immédiate.

Comment le Service de santé n'aurait-il pas fait tous ses efforts pour aider les médecins pleins d'initiative qui perfectionnaient et adaptaient des appareils de prothèse et consacraient leur temps et leur esprit inventif à l'amélioration des conditions de travail des mutilés ! Comment n'aurait-il pas encouragé ces blessés qui se sont remis au travail avec tant de décision et de ténacité !

Voici les réflexions des mutilés aveugles qui ne veulent pas abandonner la terre qu'ils aiment :

« Dans le jardin j'ai réappris d'abord à bêcher. On couche une planche sur le terrain à travailler et on enfonce la bêche en tenant le dos de l'outil contre la planche ; une fois la passe finie, on recule la planche de 15 ou 20 centimètres et ainsi de suite. Seulement il faut *regarder* souvent avec la main si la terre est émiettée et si le fossé reste ouvert. »

Celle-ci encore, extraite du *Journal des blessés aux yeux*, publié sous la direction de M. Brieux, de l'Académie française :

« Pour ensemencer, lorsque ce sont de petites graines, des carottes par exemple, je mêle à chaque poignée de graines dix poignées de sable ou de cendre, je les secoue fortement dans une caissette ou boîte en fer-blanc, afin de les bien mélanger, puis je les dépose par pincée dans des raies creusées à l'avance avec un bâton, au lieu de les jeter comme on le fait habituellement, et ces raies me permettent ensuite de contrôler très facilement la présence de mauvaises herbes qui, naturellement, se trouvent en dehors de mes raies. »

Lisons encore ce passage de la lettre d'un instituteur aveugle qui est revenu dans sa classe :

« Nous avons, sur un point, une supériorité sur les clairvoyants. Je veux parler de notre action morale. On a dit que nous étions des exemples vivants. Tant mieux. Mais nous avons une autre force qui nous vient de notre faiblesse même. Nous sommes obligés d'avoir confiance en nos élèves pour qu'ils ne troublent pas l'ordre de la classe et qu'ils ne trichent pas dans leur travail. Piquons-les d'honneur et ils voudront mériter cette confiance. »

Est-il possible de témoigner, en même temps que d'une conscience plus haute, d'un sentiment plus net de la valeur sociale de l'homme ?

Eh bien ! organisant aussi méthodiquement que possible la rééducation professionnelle des mutilés, nous nous sommes appliqués à conserver à ces Français, mettant au service glorieux de la Patrie, ce qu'ils ont souci de conserver : toute leur valeur sociale.

Dès maintenant, les règles fondamentales de la rééducation professionnelle peuvent se dégager — et on les dégage à travers ces études fragmentaires mais précises, rassemblées très opportunément par les soins diligents du professeur agrégé Jean Camus. Il est évident que le mutilé doit être systématiquement entraîné au travail. C'est le protéger lui-même contre la tristesse d'une blessure incurable, contre la dépression morale que multiplierait fatalement l'oisiveté. C'est diminuer à ses yeux mêmes l'importance de sa blessure ; c'est lui rendre, si besoin est, confiance et courage.

Il est évident que le mutilé doit être rééduqué dans la profession qu'il exerçait avant la guerre, et, lorsque la nature ou la gravité de la mutilation ne le permettra pas, il doit être éduqué pour une profession analogue et connexe, si l'on peut dire, à sa profession d'autrefois. Détourner, quand ce n'est pas une nécessité absolue, un cultivateur de la terre pour faire de lui un dactylographe, un comptable, ou un ouvrier d'usine, ce serait commettre une faute lourde, car ce serait faire de cet homme presque toujours un déclassé.

Il est évident, d'autre part, que le mutilé ne doit pas être rééduqué pour des métiers où il n'apporterait qu'une main-d'œuvre affaiblie, accessoire, subalterne et où il serait inévitablement condamné aux salaires inférieurs et à toutes les inquiétudes résultant d'une situation instable et précaire. Il faut apprendre au mutilé un métier d'artisan, où il pourra exercer son ingéniosité tout entière et où il conservera son indépendance totale. Ce métier, s'il le pratique avec discipline et régularité, lui garantira, en même temps que des gains honorables, la sécurité qui lui est indispensable, à lui plus peut-être qu'à tous les autres travailleurs.

Enfin, il est incontestable que tous les mutilés, sauf des exceptions très rares, doivent être rendus à leur milieu originaire, à leur ville natale, à leur village, à leurs amis, à leurs parents, au petit monde qui est réellement leur monde, où ils se trouvent véritablement chez eux. Évitons d'en faire des déclassés. Gardons-nous d'en faire des dépaysés !

L'effort de la France pour la rééducation professionnelle des mutilés, dont on peut mesurer déjà les résultats, se développe encore tous les jours. Désormais, aucun mutilé ne sera privé de la rééducation désirable. Désormais, aucun d'eux n'échappera à la sollicitude et à la solidarité nationales. Et peut-être nous sera-t-il permis de proclamer — d'après les expériences — que cette sollicitude, que cette solidarité se manifestent chez nous selon des méthodes et des procédés qui les rendent au moins aussi heureusement efficaces, en France, qu'elles le sont dans les autres pays.

La France ne croira jamais avoir accompli toute sa tâche envers les mutilés de la guerre. Il est beau de constater que les mutilés de la guerre ne croient pas non plus avoir accompli toute leur tache envers la France. Ils savent que les travailleurs manqueront au lendemain de la guerre dans un grand nombre de professions décimées. Ils veulent remplacer ces travailleurs: après avoir donné à la France leur héroïsme de soldat prêt pour tous les périls, ils lui apportent l'héroïsme quotidien du labeur volontaire de la paix.

JUSTIN GODART.

# LE ROLE DES MÉDECINS DANS LA RÉÉDUCATION PROFESSIONNELLE

Le rôle du médecin n'est pas limité au traitement des blessures et de leurs suites tardives ; son
action se poursuit au delà : c'est lui qui décide
si tel blessé doit être rendu à l'armée, si tel autre
doit être réformé, et c'est encore lui qui établit le
degré d'incapacité fonctionnelle du blessé, esti-
mation qui servira à l'attribution d'une gratification ou d'une pension.

Nous avons consacré, au début d'octobre dernier, tout un numéro de *Paris médical* à l'étude
des incapacités fonctionnelles et des cas de réforme ;
il nous a paru qu'un ensemble analogue d'articles
portant sur la rééducation professionnelle méri-
tait également d'être publié. C'est qu'en effet
la rééducation professionnelle est une des questions sociales auxquelles le médecin est obliga-
toirement mêlé, puisqu'il indique à quel moment le travail peut être repris, quelle est à
cette époque l'aptitude au travail du blessé ; le
médecin aura encore à donner son avis, il devra
intervenir si la reprise du travail réveille d'anciens troubles ou en fait apparaître de nouveaux.

Rien de surprenant donc de voir une pléiade
de médecins participer aux belles fondations de
rééducation professionnelle qui se sont faites de
tous côtés ; ils sont soit les créateurs d'écoles
nouvelles, soit les associés de la première heure
de tous les hommes de bien qui ont institué des
centres de rééducation.

Les articles si documentés des D<sup>rs</sup> Nové-
Josserand et Bouget, du D<sup>r</sup> Bourrillon, l'un des
apôtres les plus ardents de la rééducation pro-

fessionnelle, des D^rs F. Terrien, Nyns, Boureau, Nepper et Vallée, Belot et Privat qu'on lira plus loin, montrent la place que tient et doit tenir la médecine dans la rééducation professionnelle. On s'en convaincra facilement en lisant les publications si instructives de Borne, Bourrillon, Mosny, Carle, Jeanbrau, Amar, Julliard, Boureau, Dam, Gourdon, Daussat, Cestan et Descomps, etc. La preuve en est encore donnée de façon évidente par le rapport si clair et si complet du sénateur Paul Strauss qui, à côté de la part considérable des hommes politiques, des écrivains, met en lumière le rôle de la Direction du Service de santé, de l'intervention personnelle de M. Justin Godart et celle des médecins ses collaborateurs.

En particulier dans le Camp Retranché, les œuvres de l'Union des colonies étrangères, dont je montre plus loin le développement et la bienfaisante influence, ont trouvé au ministère l'appui énergique du Sous-Secrétaire d'Etat, de MM. Ernest-Charles, Brouardel, Haret, et, à la Direction du Service de santé de Paris, du médecin-inspecteur Sieur et des médecins principaux Arnaud et Lannes.

Nous sommes à l'époque où la rééducation professionnelle va peu à peu être codifiée, un ensemble de règles va s'édifier. On comprend très bien que nous commençons à sortir de cette phase où la rééducation des mutilés était livrée à l'aventure. On sent qu'il faut maintenant éviter ces plaisanteries de bienfaitrices animées de bonnes intentions, mais irréfléchies, qui sont ravies d'avoir transformé en sténographe un brave cultivateur qui avait de solides attaches à la terre, et la possibilité de retourner à elle ; ce sont là des acrobaties absurdes et coupables.

Ces errements disparaissent fort heureusement de nos grands centres, qui se perfectionnent rapidement et sont dignes d'admiration.

Nos éloges ne doivent pas aller uniquement à eux : il y a en ce moment sur la terre de France un centre modèle de rééducation à Port-Villez, pour l'armée belge : un vaste centre industriel et agricole sorti d'une forêt comme par un coup de baguette de fée grâce au génie créateur et à l'activité d'hommes admirables tels que M. Léon de Paeuw, le capitaine Haccour, M. L. Alleman, etc...

Le D$^r$ Nyns, M. Lindemans nous donnent dans ce livre même une idée de ce que nos amis pendant les heures d'exil ont su réaliser chez nous. Ceux qui visiteront ce splendide établissement comprendront combien nos chers alliés et nous, marchons unis dans les mêmes voies, avec les mêmes buts et les mêmes moyens, aussi bien dans les œuvres de guerre que dans les œuvres nécessaires à la paix de demain.

Jean Camus.

# RÉÉDUCATIONS FONCTIONNELLE
# ET PROFESSIONNELLE

PAR

le médecin-major JEAN CAMUS,
Professeur agrégé à la Faculté de médecine de Paris,
Médecin des hôpitaux,
Chef du service central de kinésithérapie du Gouvernement militaire
de Paris.

## I. — Psychothérapie, physiothérapie et rééducation.

Le mouvement volontaire le plus simple nécessite l'intervention d'un des mécanismes les plus
complexes qui se puisse concevoir en physiologie.
Il suppose l'intégrité des cellules de l'écorce cérébrale, de leurs multiples associations, de tout le
neurone cortical dans son long trajet dans l'encé-
phale, la traversée du bulbe et de la moelle ; il
suppose également normal le neurone périphé-
rique depuis les cellules des cornes antérieures
jusqu'à la plaque motrice du muscle. Il faut,
en outre, que ce muscle soit non seulement normal, ainsi que l'appareil locomoteur, os, articulations, mais que les voies sensitives qui interviennent dans la direction, l'étendue des mouvements, etc., soient conservées.

L'intégrité anatomique elle-même est insuffisante ; il faut l'intervention de cet élément
initial, de cet excitant spécifique qu'on est convenu
d'appeler la volonté, conditionné lui-même par
un ensemble de souvenirs, d'images motrices
emmagasinées dans la corticalité.

Si l'un ou plusieurs de ces éléments nécessaires
à l'acte volontaire sont imparfaits ou absents,
le mouvement sera faussé, n'atteindra pas son
but, ou sera inexistant.

En conséquence, la rééducation, qu'elle soit fonctionnelle ou professionnelle, devra tenir compte de ces multiples facteurs et des conditions pathologiques variées qui peuvent se présenter ; elle s'adressera tantôt à l'appareil locomoteur, tantôt à la sensibilité, tantôt aux fonctions sensorielles, souvent au psychisme du sujet, réveillant les images motrices si importantes, stimulant sa volonté (1).

Les études récentes sur l'apraxie laissent entrevoir la complexité de l'acte volontaire dans sa partie psycho-physiologique : les neurologistes distinguent en effet trois formes cliniques d'apraxie répondant à des perturbations observées dans des phases différentes du mouvement volontaire. Ces perturbations peuvent se produire : 1° pendant la conception du plan détaillé de l'acte à accomplir, c'est l'apraxie idéatoire de Liepmann ; 2° pendant le temps où la conception du plan de l'acte est suivie des images motrices nécessaires à sa réalisation, c'est l'apraxie motrice de Liepmann ou idéo-motrice ; 3° pendant la réalisation des images motrices, c'est l'apraxie kinétique des membres de Liepmann. Heilbronner dénomme encore la deuxième forme apraxie transcorticale, et la troisième forme apraxie corticale.

Des cas déjà nombreux de ces différents types ont été étudiés, publiés, discutés (2) par Liepmann, Pick, d'Hollander, Deny et Maillard,

_______

(1) Voir à ce sujet : *Isolement et psychothérapie. Pratique de la rééducation morale et physique* par JEAN CAMUS et PH. PAGNIEZ, ouvrage couronné par l'Institut, Alcan édit., Paris 1904.

(2) J'ai donné un court exposé de cette question dans le *Paris-Médical,* n° 45, 5 octobre 1912, p. 424.

Raymond, Claude, F. Rose, Drouard et M^lle Pascal, Ballet et Laignel-Lavastine, par Marie et Foix, etc... Ces types ont des allures cliniques assez tranchées et Foix fait remarquer que le sujet atteint d'apraxie idéatoire se présente comme un individu atteint de troubles mentaux, alors que celui qui est atteint d'apraxie idéo-motrice donne seulement l'impression d'un maladroit.

Il faut observer dans tous ces troubles qu'il n'y a ni paralysie, ni ataxie, ni anesthésie, ni même agnosie, le sujet étant capable de reconnaître les objets.

Si j'insiste sur ces modalités cliniques, c'est uniquement dans le but de rappeler l'importance, la complexité de la phase psycho-physiologique qu'on oublie parfois un peu trop en matière de rééducation fonctionnelle et professionnelle.

Il ne suffit pas d'envoyer un impotent à une salle de mécanothérapie en lui ordonnant de faire manœuvrer cinq minutes chacun des appareils $B^4$, $B^9$ et $B^{12}$ avec passage à $F^1$ ou de fixer les segments de ses membres en de puissantes mâchoires qui, en se déplaçant, font ployer ses articulations, pour être en droit d'affirmer qu'on a fait de la rééducation fonctionnelle. Il ne suffit pas davantage de dire à un ancien maçon de tapoter sur une machine à écrire pour considérer qu'on fait œuvre de rééducation professionnelle.

Toute rééducation comporte une large part de psychothérapie. On n'ordonne pas de la physiothérapie comme on ordonne de la quinine : le paludéen qui prend ce dernier médicament, qu'il veuille guérir ou non, en éprouve du bien-être ; le blessé qui fait chaque matin sa séance de mécanothérapie ne guérit pas s'il ne le veut pas.

Un sujet intelligent et conscient a besoin d'un motif pour agir ; il faut d'autre part, pour qu'il persévère, qu'il se rende compte de l'utilité de ses actes et de l'avantage qu'il y a à les répéter.

Un blessé apporte du zèle à se traiter, à se rééduquer fonctionnellement parce qu'il désire guérir, parce qu'il veut retourner au front, parce qu'il désire défendre son pays, parce qu'il a peur de rester infirme, parce qu'il craint le blâme du médecin qui lui affirme que la guérison doit être rapide et dépend des efforts faits pour l'obtenir, parce qu'il redoute des punitions... Ce sont en réalité des sentiments divers qui le font agir, ce sont eux en somme les grands moteurs de nos actions, et c'est le rôle essentiel du médecin de développer, de faire naître, d'entretenir ces sentiments chez les blessés qu'il veut rééduquer. Il doit encore leur inculquer la confiance sans laquelle la persévérance nécessaire à toute guérison ne peut exister.

Nous avons tous vu des blessés atteints de simple raideur des doigts, aller chaque jour au traitement pendant des semaines et des mois sans aucun bénéfice, parce qu'en dehors des séances de traitement ils conservaient la main rigoureusement immobile et souvent dans la même position jour et nuit. Nous en avons vu d'autres, atteints de lésions anatomiques des plus sérieuses, récupérer une activité fonctionnelle de façon inespérée, et ceci par le fait de leur volonté, de leur opiniâtreté à utiliser ce qui leur restait de muscles, d'articulations ou d'os.

J'ai vu des membres dans lesquels l'anatomie était invraisemblablement bouleversée, mais des muscles s'étaient reformés, développés, et la fonction, par des chemins détournés et inaccoutumés, avait été récupérée parce que le sujet l'avait voulu. C'est cet influx volontaire qui, mieux que l'électricité, la chaleur, les vibrations, reste l'excitant spécifique, adéquat, qui, par son intensité, sa fréquence d'action, hâte surtout le retour de la motilité amoindrie ou abolie.

Pour agir, il faut que le sujet ait plus d'avantages matériels ou moraux à guérir qu'à rester infirme, à travailler qu'à rester inactif ; il appartient aux médecins de montrer aux blessés qui le comprennent mal, par un langage approprié aux circonstances et aux caractères, quel est leur intérêt et surtout leur devoir. Cela aussi c'est de la psychothérapie ; elle est de tous les instants, elle se pratique dans les conversations individuelles du blessé et du médecin ; elle se pratique fort bien aussi dans les visites générales des blessés.

Au cours des longs, très longs défilés de blessés du Grand-Palais devant les commissions médicales, je l'ai employée d'une façon constante. Pour les uns, il faut utiliser les encouragements, les compliments donnés en public, devant les camarades ; pour d'autres, la promesse d'une permission ; pour d'autres enfin, des reproches, des avertissements, etc.

J'ai multiplié volontairement, afin que cette action psychique des médecins sur les blessés s'exerce fréquemment, ces séances des commissions médicales pour les entrants, pour les sortants, pour les hommes en cours de traitement.

A la Salpêtrière, dans le service de mon maître le professeur Dejerine, nous avions coutume, à titre de procédé psychothérapique, de montrer en exemples les sujets qui sortaient guéris et avaient présenté des troubles graves à ceux qui étaient au début ou en cours de traitement.

La même pratique a des effets heureux sur les blessés soumis à la rééducation ; c'est une joie et une fierté, pour celui qui part guéri, de montrer un bras déformé, ravagé de cicatrices, mais qui exécute avec vigueur tous les mouvements, et c'est un fameux exemple pour ceux qui commencent le traitement.

De façon semblable, dans les ateliers de rééducation professionnelle il est toujours avantageux de garder quelques blessés très touchés anatomiquement et bien rééduqués professionnellement.

Si l'importance de l'influence psychique est capitale, les moyens pratiques de rééducation le sont moins. Certains blessés sont impressionnés par la masse, les rouages des appareils de mécanothérapie qui exercent sur eux une influence suggestive heureuse ; d'autres manifestent pour ces appareils de la défiance ou du scepticisme et il est fréquent de voir chez ces derniers la gymnastique ou encore le travail professionnel, les travaux des champs donner des résultats excellents.

Pour toute rééducation, plusieurs conditions sont requises, les unes psychiques, les autres physiques ; parmi les premières, la confiance, la volonté de persévérer, la compréhension et l'acceptation des moyens sont nécessaires ; parmi les secondes, un minimum de puissance physique qu'il s'agira de cultiver, de développer est indispensable ; il faut, d'autre part, que ce qui a été irrémédiablement perdu par la blessure ou la maladie puisse être suppléé par ce qui reste. Ainsi, dans l'ataxie locomotrice, affection dans laquelle la rééducation fonctionnelle fait des merveilles, il est de toute nécessité, pour arriver à un résultat appréciable, que le sujet soit assez intelligent pour comprendre les exercices qui lui sont commandés, il faut encore que sa vision soit intacte pour lui permettre de corriger par la vue les mouvements défectueux que sa sensibilité troublée ne lui permet plus de diriger.

## II. — Quelques principes de rééducation professionnelle.

**Où doit se faire la rééducation professionnelle?** — L'idée la plus simple est d'utiliser ce qui existe et de placer les blessés à rééduquer dans de bons ateliers des villes, en les confiant aux patrons ou à des contremaîtres bien choisis. Une rétribution peut au besoin être attribuée à ces derniers, et une allocation permet aux blessés de vivre pendant le temps de la rééducation. Cette méthode du placement en ville des mutilés, d'une réalisation pratique immédiate, n'a pas donné, semble-t-il, les résultats qui avaient été espérés.

Ceci n'a rien de surprenant, et puisqu'il s'agit de former rapidement des ouvriers en mesure de gagner leur vie, il est logique que tout leur temps soit employé à leur apprentissage. Il n'en est pas ainsi dans l'atelier des villes, où le patron et les contremaîtres les mieux intentionnés ne peuvent consacrer aux apprentis qu'une partie limitée de leur temps, ces derniers étant d'ailleurs souvent occupés à des besognes qui n'ont rien à voir avec l'apprentissage.

C'est dans une école de rééducation offrant un grand choix de professions et d'ateliers uniquement réservés à l'instruction que le mutilé trouvera pour sa rééducation le maximum d'avantages. La production de ces ateliers doit être une préoccupation secondaire, et l'intérêt de cette production et de l'écoulement des produits doit être considéré avant tout comme un élément d'instruction.

Dans l'école de rééducation ainsi comprise, les professeurs, les moniteurs, tous spécialistes, consacrent tout leur temps à l'instruction des élèves, ceux-ci ne s'occupent que de leur rééducation.

Ces écoles doivent-elles être des internats ou des externats? Il y a souvent avantage pour une bonne rééducation à ce que les élèves soient internes, mais on ne saurait être absolu sur ce point : il est nécessaire de tenir compte des conditions variées, en particulier de celles de famille, et il est bon qu'une partie des élèves puissent être externes.

**Quand doit commencer la rééducation professionnelle?** — Faut-il attendre que le blessé soit mis en réforme ou soit pensionné? Faut-il attendre qu'il soit muni d'un appareil de prothèse définitif?

A ces questions, une seule réponse convient : il importe de commencer la rééducation le plus tôt possible, dès que, la cicatrisation étant bien faite, les mouvements professionnels ne peuvent plus avoir d'inconvénient pour la récupération fonctionnelle telle qu'il est permis de l'espérer. C'est dire que la rééducation professionnelle doit souvent commencer pendant la phase même du traitement physiothérapique quand celui-ci est utile.

Les rééducations fonctionnelle et professionnelle peuvent fréquemment se faire simultanément, mais il est évident que, dans ces conditions, le sujet n'étant pas fonctionnellement guéri, une surveillance médicale s'impose.

Persuadé de l'importance de ce principe, le Service de santé a favorisé sous toutes les formes l'organisation d'ateliers dans les centres ou au voisinage des centres de physiothérapie ; ces ateliers permettent à ceux qui doivent guérir d'employer utilement le temps laissé libre par les traitements ; ils offrent à ceux qui seront réformés les moyens de commencer pour le moins leur rééducation en bénéficiant des ressources de la physiothérapie.

Les blessures des nerfs périphériques, qui obligent à des soins et à une surveillance prolongés pendant des mois, nécessitent un long séjour dans les formations sanitaires qui peut être employé utilement à la rééducation.

**Examen médical d'entrée. État physique et état mental des mutilés.** — Il est à peine besoin d'insister sur la nécessité de l'examen médical d'entrée. Le médecin s'assurera qu'il n'existe pas de contre-indications au travail manuel, à la station debout prolongée, etc.

L'existence d'une arthrite insuffisamment guérie, d'un état inflammatoire subaigu des gaines tendineuses, de phénomènes de névrite douloureuse, de contracture de défense, la présence de corps étrangers gênants, d'esquilles en voie d'élimination, etc., seront soigneusement recherchées, car ces phénomènes, sous l'influence de mouvements professionnels énergiques et répétés, peuvent être la cause de complications sérieuses. Dans l'intérêt du blessé, dans l'intérêt de ses voisins d'atelier, le médecin se rendra compte s'il n'existe pas chez les entrants de signes de tuberculose, de syphilis, d'alcoolisme. Dans ce derniers cas, la décision dépendra du degré d'intoxication, du caractère du sujet, des chances qui existent de le ramener à la tempérance.

L'état mental du blessé mérite de retenir l'attention du médecin. Plusieurs auteurs : Bourillon (1), Borne (2), Carle (3), etc., ont insisté à juste titre sur ce point. Quoi qu'il ait déjà entendu, quoi qu'il ait déjà lu sur les affiches apposées un peu partout, le candidat à la gratification ou à la pension a bien souvent encore l'arrière-pensée que s'il travaille, s'il gagne bien sa vie, son indemnité sera réduite. Il faut lui dire et lui répéter que les indemnités se calculent d'après les impotences, et nullement d'après la situation de fortune ou les salaires des blessés : une ankylose du genou, une amputation du pouce donnent droit aux mêmes sommes pour tous les soldats, pour ceux qui sont millionnaires et ceux qui sont sans ressources, pour ceux qui gagnent 3 francs par jour ou pour ceux qui en gagnent 100.

Il est utile également de détromper ceux, moins nombreux, qui pensent que l'État doit les nourrir,

---

(1) Bourrillon, Comment rééduquer nos invalides de la guerre, 1 vol. de 183 p., Berger-Levrault, édit. Paris-Nancy, 1916.

(2) Borne, De la rééducation et de la réadaptation au travail (*Revue d'hygiène et police sanitaire*, t. XXXVII, janvier, février, avril 1915).

(3) Carle, Les Écoles professionnelles de blessés, J.-B. Baillière et fils à Paris.

les loger, les habiller indéfiniment ou les placer, et considèrent qu'il n'y a aucun avantage pour eux à travailler.

Certains blessés entrent dans les ateliers parce qu'ils ne veulent pas déplaire à un protecteur riche qui les y a conduits et sur lequel ils comptent pour l'avenir parce que jusque-là il les a fait bénéficier de larges subsides. Le médecin débrouillera autant qu'il le pourra les raisons diverses qui ont déterminé l'entrée des blessés et il s'efforcera de faire dominer dans tous les cerveaux l'idée de la nécessité et des avantages du travail.

**Prothèse.** — Au cours de ce premier examen, le médecin vérifiera chez les amputés l'état des moignons, l'état des appareils de prothèse, les qualités et les inconvénients que peuvent présenter ces derniers pour tel travail déterminé.

Nous avons vu dans les ateliers très fréquemment les blessés abandonner leurs appareils pour travailler, et ils n'ont pas toujours tort. Le cas se produit souvent chez les blessés atteints de paralysie des nerfs périphériques, du nerf radial par exemple : certains des appareils proposés rendent quelques services aux blessés pour de menus mouvements, mais constituent une gêne sérieuse pour un travail un peu énergique ou prolongé. Nombre d'appareils proposés pour remplacer le membre supérieur sont franchement défectueux par leur complexité. Bourillon, Carle et de nombreux auteurs en ont fait la critique à l'occasion de la rééducation professionnelle. La main de travail, la chose est jugée, ne peut être identique pour toutes les professions, une série de mains est même souvent nécessaire pour une seule profession ; ces organes de préhension, en dehors de leur qualité d'adaptation aux différents travaux, doivent se fixer vite et bien au bras de travail et s'enlever de même ; des dispositifs heureux semblent d'ailleurs avoir résolu en grande partie ce dernier point. Il est évident qu'il ne faut pas se leurrer sur les progrès réalisés dans la prothèse du membre supérieur, mais les travaux entrepris en grand nombre dans le monde entier ne peuvent manquer de donner des résultats pratiques intéressants ; pour le moment, il est sage, chez un amputé du bras ou de la main droite, d'adopter la règle qui consiste à remplacer dans la rééducation le bras droit actif par le bras gauche, et ce dernier par l'appareil de prothèse qui devient le membre passif.

**Orientation de la rééducation professionnelle.** — Cette orientation dépend assurément des moyens physiques qui restent à la disposition du blessé, mais une règle fondamentale domine le choix du métier qu'exercera le blessé : il doit, autant que la chose sera possible, essayer de reprendre son ancien métier et, s'il y a à cela un obstacle matériel évident, choisir l'un des métiers qui se rapprochent le plus de celui-là. Cette règle découle naturellement des notions que nous avons rappelées au début de cet article. Au cours des années qui ont précédé la blessure, l'ouvrier a emmagasiné dans son cerveau des images motrices, nombreuses et perfectionnées, des sensations variées qui conditionnaient sa qualité d'ouvrier, sa spécialisation.

L'homme qui pendant cinq ans a travaillé le bois a une manière de le prendre, de choisir ses morceaux, de les apprécier par le toucher, par la vue, de l'attaquer suivant sa qualité, son épaisseur, de préférence avec tel ou tel outil. Dans ce labeur tout son être, ses organes des sens, tous plus ou moins, participent et bien souvent sans qu'il s'en rende compte ; les souvenirs, les sensations éprouvées antérieurement se pressent, s'associent, se complètent, se corrigent automatiquement. C'est un chef-d'œuvre de coordination qui a demandé jadis bien des fatigues, mais qui, suivant la loi de l'habitude, s'effectue maintenant sans effort et avec une grande perfection. Et puis il y a toutes les notions acquises conjointement aux précédentes sur la valeur du travail accompli, les qualités et les défauts des produits, leur prix de revient, leur prix habituel de vente, l'acquisition des matériaux bruts, des instruments de travail, etc...

Il y a là un bagage, une richesse qui s'est accumulée lentement, laborieusement dans le cerveau, un capital qu'il a fallu des années pour acquérir ; mais comme ce travail s'est fait inconsciemment, le blessé souvent l'ignore ou l'oublie, il le sacrifie d'un cœur léger, cédant à une fantaisie, à une considération secondaire dans le choix d'un métier qui n'a aucun lien commun avec le premier. Il y a un intérêt majeur à ce que l'homme qui a travaillé le bois, la pierre, le fer, la terre elle-même, surtout elle, ne s'aventure pas dans des métiers où sa longue expérience, sa connaissance approfondie de telle matière première ne lui seront d'aucune utilité.

C'est ainsi qu'on essayera de faire, s'il est possible, d'un charpentier un ébéniste, d'un couvreur un plombier ou un ferblantier, d'un forgeron un ajusteur ou un mécanicien, d'un peintre en bâtiment, un peintre en voiture, etc.

Toutefois cette règle souffre une exception, c'est dans le cas où le blessé exerçait avant la guerre un métier à la fois nuisible pour lui et pour la société : ceci se présente pour les tenanciers, pour les garçons de débits de vins ; leur conseiller un changement de métier, c'est souvent leur éviter la cirrhose, la tuberculose qui les guettent, et défendre leurs futurs rejetons d'une hérédité fâcheuse.

La mutilation sera parfois, pour celui qui en aura été victime, l'occasion d'améliorer sa situation sociale : un maçon intelligent, en apprenant le dessin, la comptabilité, etc., pourra devenir chef de chantier, peut-être même plus tard petit entrepreneur ; des cas semblables ne sont pas exceptionnels.

En dehors des impotences graves qui interdisent d'emblée tel ou tel métier, il y a lieu de prendre en considération chez les blessés l'influence de la fatigue qui, suivant les métiers, se fait sentir en des régions très différentes et parfois loin de la partie du corps qui travaille. A.-M. Bloch s'est livré à des recherches sur ce point ; elles l'ont amené à conclure que la fatigue maxima se fait sentir chez le boulanger dans les jambes ; chez le forgeron, non pas dans les bras ni les épaules, mais dans le dos et les reins ; chez le cordonnier, dans les reins et les muscles de l'abdomen ; chez le jeune soldat après de longues marches, dans la nuque, même s'il ne porte pas le sac ; chez le violoniste, dans la nuque ; chez le cantonnier qui pioche dur, dans les jambes, etc. Le maximum de la fatigue, suivant Bloch, ne se manifeste pas dans les muscles qui agissent, mais dans ceux qui sont immobilisés pendant le travail (1). Ces réper-

(1) A.-M. BLOCH, Enquête sur la fatigue musculaire professionnelle (*Société de Biologie*, 2 mai 1903, t. XXXV, p. 548).

cussions de la fatigue ont un intérêt chez des hommes qui, par le fait de leurs blessures, présentent des régions de moindre résistance.

Il est indispensable, dans le choix d'une profession, de tenir le plus grand compte des besoins de la société, des chances de se bien placer qui seront offertes au rééduqué ; l'avis des représentants des différentes chambres syndicales s'impose, et d'ailleurs ils sont consultés par les directeurs de la plupart des écoles de rééducation.

Il faut également éviter les métiers, les professions, dans lesquels la concurrence féminine se présente comme trop redoutable, tels la dactylographie, la sténographie, etc...

On oublie assez souvent de consulter les parents des jeunes mutilés avant de les accepter dans tel atelier, c'est un grave tort : le père, qui dans le fond de sa province a créé un commerce, une petite industrie, a bien le droit de dire son mot si son héritier prend la fantaisie de devenir photographe, modeleur ou interprète.

La métallurgie, la mécanique, l'ajustage ont à l'heure actuelle une place prépondérante et attirent les mutilés en raison des gros salaires qu'elles offrent ; il est bon de montrer aux mutilé que, dans ces métiers, la concurrence avec les ouvriers valides et entraînés sera grande après la guerre, car les vides que la mort aura faits parmi eux seront relativement peu importants.

On ne pourrait en dire autant de l'agriculture, on doit hardiment pousser vers elle le plus de mutilés possible.

Il faut faire des spécialistes agricoles (laitiers, fromagers, apiculteurs, aviculteurs, mécaniciens agricoles, etc., etc.), de tous ceux qui acceptent de vivre à la campagne et ne peuvent plus exécuter les durs travaux des champs. C'est ce que nous essayons de faire à Juvisy (1).

**Rééducation combinée.** — Dans le même ordre d'idées, pour un très grand nombre de villageois désireux de retourner dans leur pays ou dans celui de leur famille, après avoir appris un métier, il est nécessaire de se rendre compte si ce métier les nourrira, si l'agglomération des habitants constitue une clientèle suffisante. Voici un apprenti cordonnier qui veut aller habiter un village de 300 âmes où se trouve sa famille : il faut lui apprendre en même temps des éléments de bourrellerie ; si un autre est déjà bon sabotier, avant de le laisser partir, on lui montrera sinon à faire des chaussures neuves, du moins à ressemeler les vieilles...

Pour tous ces petits artisans il faudra faire quelque chose de plus, leur apprendre un peu de jardinage, leur donner des notions de petit élevage, d'apiculture, etc... Ils auront donc un métier principal et, de plus, des connaissances qui leur serviront à vivre mieux à la campagne et à pouvoir élever une famille dans de bonnes conditions. Nous avons l'intention d'envoyer faire un stage à l'école d'agriculture de Juvisy ceux de nos blessés qui, sortant des ateliers après avoir appris un métier, auront avantage à s'instruire des choses de la campagne.

A tous ceux-là qui constituent une bonne part de la population stable du peuple français et

(1) Consulter à ce sujet le programme si intéressant de la « Ligue pour le retour à la terre » (Siège social : 15, rue de la Ville-l'Évêque, Paris).

qu'il y a intérêt à stabiliser encore davantage, nous voulons montrer en outre par quels moyens légaux il est facile de devenir propriétaire d'une maison suffisante pour loger une famille et d'un champ ou jardin pour la nourrir en grande partie (1).

(1) Le D$^r$ Rolland (actuellement médecin-major au Grand-Palais), qui s'est occupé activement dans les Ardennes de cette grosse question sociale, a accepté de faire une série de conférences, de causeries familières à nos blessés pour leur expliquer tout ce qu'ils ont intérêt à connaître sur ce sujet. Voici le résumé qu'il m'a communiqué :

**Accession à la petite propriété.** — La loi de 1912 « sur la petite propriété », dite « loi Ribot », a pour but de mettre à la portée de tous la constitution du foyer familial, avec tous les bienfaits qui en découlent au point de vue individuel et social.

Tout Français peut devenir propriétaire aux conditions suivantes :

1° Qu'il soit possesseur du cinquième de la valeur de l'immeuble à acquérir.

2° Qu'il soit assurable sur la vie. Les mutilations ne sont pas un obstacle à la réalisation d'une assurance sur la vie. Celle-ci est consentie par l'État à un taux aussi favorable que possible.

3° Que la valeur de l'immeuble à acquérir ne dépasse pas 1 200 francs, s'il s'agit d'un terrain, et un chiffre variable suivant l'importance de la commune, s'il s'agit d'une maison. Ce chiffre est suffisamment élevé pour assurer le logement convenable d'une famille.

4° Que la maison soit établie conformément aux règlements institués en vue de l'application de la loi de 1905 « sur la santé publique ».

Ces conditions étant remplies, l'État fait l'avance des quatre cinquièmes de la somme nécessaire pour l'acquisition de l'immeuble.

Cette avance n'est pas consentie directement, mais par l'intermédiaire de sociétés de crédit immobilier dont le fonctionnement est analogue à celui des Caisses d'épargne.

Les sociétés de crédit immobilier font leurs avances à un taux qui ne peut excéder 3 1/2 p. 100 et à très long terme.

Une fois la dette liquidée, le propriétaire peut rendre son bien insaisissable. En cas de décès avant le remboursement intégral de la dette, la veuve, libérée de tout paiement grâce à l'assurance-vie contractée par son mari, peut jouir de l'immeuble jusqu'à sa mort. Alors seulement la famille peut sortir de l'indivision, et, en cas de vente, la loi a créé un droit de préemption en faveur des enfants.

**Instruction théorique. Procédés de rééducation : méthode de Taylor, méthode graphique.** — Dans les circonstances présentes, il faut faire vite, ne pas risquer d'expériences imprudentes ni, sous couvert de méthodes scientifiques, compromettre la rééducation des blessés ou leur faire perdre leur temps. La pratique de l'apprentissage tel qu'il est compris par les hommes compétents, doit être toujours la préoccupation dominante.

Les connaissances théoriques ne doivent pourtant pas être complètement négligées.

Tout le monde sera d'accord pour admettre que les illettrés doivent avant, ou mieux en même temps qu'ils fréquentent l'atelier, être confiés à un instituteur qui leur apprendra à lire, à écrire, à compter.

Il y a plus : dans presque tous les ateliers un tableau noir n'est pas déplacé ; une causerie du professeur, matin et soir, la craie en main, est des plus profitable ; pendant ce temps, qui varie d'un quart d'heure à une demi-heure, les élèves reposent leurs membres et prennent l'habitude de réfléchir ; ils posent des questions, le professeur les interroge. Les élèves peuvent conserver des notes sur ces causeries, ou bien celles-ci réunies sont polycopiées et distribuées.

La *méthode de Taylor* dans la rééducation, de même que dans l'apprentissage, est susceptible de fournir des données d'un réel intérêt pratique, et récemment le Dr Pierre Régnier insistait avec raison sur ses avantages (1).

L'application de cette méthode à des mutilés, à des infirmes rencontrera, si elle est tentée sérieu-

(1) *Revue scientifique*, 29 juillet, 5 août 1916, p. 458.

sement, des difficultés certaines ; c'est qu'en effet un ouvrier normal est comparable à un ouvrier normal, la même règle est applicable à l'un et à l'autre ; par contre, un infirme est rarement semblable à un autre infirme.

Prenons une affection caractérisée par des symptômes précis, la paralysie radiale ; on trouve souvent plusieurs cas consécutifs qui sont nettement différents les uns des autres ; à plus forte raison une règle est-elle difficile à établir pour des traumatismes, comme nombre de blessures de guerre, qui ne présentent le plus souvent aucune systématisation, ne répondent dans leurs séquelles à aucune loi. De plus, la méthode de Taylor vise avant tout le travail en commun, le travail d'usine ; elle cadre mal avec la rééducation qu'il faut donner à nos artisans des campagnes qui sont nombreux en France et fort intéressants, ainsi que je l'indiquais il y a un instant.

Néanmoins la méthode de Taylor, malgré les critiques dont elle est passible à d'autres points de vue (1), est séduisante par ses principes et par les résultats qu'elle a donnés ; il serait intéressant de l'employer avec des blessés groupés et aussi comparables entre eux que possible, tels que des amputés d'un même segment de membre sans complication surajoutée.

La *méthode graphique*, elle aussi, a été l'objet d'engouement des uns, de critiques des autres ; elle reste un moyen d'étude admirable, un de ceux qui ont le plus accru les connaissances humaines, mais c'est aussi un moyen délicat dans

---

(1) Consulter le livre récent de M. J.-M. LAHY, Le système Taylor et la physiologie du travail professionnel. Masson et Cᵢₑ, édit., Paris, 1916.

sa technique et surtout dans l'interprétation des données qu'il fournit. Une connaissance déjà approfondie des phénomènes étudiés et des phénomènes connexes doit permettre une critique judicieuse des graphiques. Est-elle indispensable à la rééducation professionnelle? non. Est-elle utile? oui. Est-elle intéressante? assurément.

Appliquée à l'étude du travail professionnel, elle a fourni à Imbert, à Frémont, à Amar à l'aide de techniques des plus ingénieuses, des données instructives et il n'est pas douteux qu'elle constitue dans la question une méthode d'avenir capable de conduire à des progrès.

J'hésiterais toutefois à la mettre de façon prématurée entre toutes les mains ; je craindrais qu'on ne lui fasse dire trop ou trop peu. Pour l'employer avec fruit dans la rééducation professionnelle, il faut être médecin, il faut être physiologiste, et en outre connaître pratiquement le travail professionnel dont on enregistre les mouvements. En dehors des qualités du travail professionnel, la méthode graphique peut servir à inscrire les résultats de la rééducation fonctionnelle en s'adressant aux mouvements élémentaires des membres. J'ai fait construire, pour enregistrer ces mouvements, des dynamo-ergographes (1). Ils permettent, au point de vue qui nous intéresse en ce moment, de suivre les effets du travail professionnel sur la fonction des membres.

**Influence de la rééducation professionnelle sur la rééducation fonctionnelle.** — La rééducation fonctionnelle est éminemment favorisée par

(1) Voy. *C. R. Société de Biologie*, 9 oct. et 18 déc. 1915.

une rééducation professionnelle bien entendue.

Cette opinion a été soutenue par plusieurs auteurs, les uns la basant sur des observations, les autres l'acceptant parce qu'elle paraît logique. J'ai tenu à vérifier son exactitude par une étude expérimentale. Dans ce but, j'ai prié MM. Nepper et Vallée, qui ont déjà poursuivi de nombreuses et instructives recherches sur la mesure des impotences, de vouloir bien examiner par la dynamo-ergographie des blessés avant, pendant et à la fin de la rééducation professionnelle. Nous avons choisi des blessés du membre supérieur assez sérieusement atteints auxquels nous avons supprimé tout traitement, ne leur laissant comme seule thérapeutique que le travail professionnel. Les résultats ont été très concluants, ainsi que le montre l'article de MM. Nepper et Vallée qu'on lira plus loin.

Dans le même ordre d'idées, j'ai pris les déterminations dynamométriques et fait inscrire les diverses mesures des membres blessés chez les agriculteurs des centres de Juvisy, de Versailles, d'Enghien, du Grand-Palais qui sont partis le mois dernier chez eux pour les labours et les semailles. Des permissions de vingt-huit jours leur ont été accordées : c'est une période assez longue pour que des améliorations nettes puissent être constatées. A leur retour, toutes les mesures seront reprises ; je crains qu'elles ne soient pas entièrement satisfaisantes, car les améliorations observées chez les hommes envoyés en permission chez eux semblent moins fréquentes que celles qu'on note chez les blessés dont la rééducation professionnelle est bien surveillée. Cette surveillance est nécessaire à deux points de vue, d'abord pour que les blessés travaillent, ce que plusieurs ne font pas quand ils sont livrés à eux-mêmes, ensuite pour que la quantité, la qualité, les effets du travail soient contrôlés par un médecin. Ce dernier point est important, et ce serait une erreur très regrettable que celle qui consisterait à envoyer indistinctement aux ateliers ou aux champs tous les blessés guéris de leurs plaies, sous le prétexte que le travail est capable de remplacer le massage, la mobilisation manuelle, la mécanothérapie, etc. En agissant ainsi on s'exposerait à des mécomptes : des arthrites, des ostéites, des synovites, des abcès au niveau de corps étrangers ou de séquestres, etc., ne manqueraient pas de se produire avec toutes leurs conséquences.

**Durée de la rééducation professionnelle. Salaires des blessés pendant la rééducation.** — La durée de la rééducation professionnelle varie évidemment avec une série de facteurs : degré d'impotence, degré d'intelligence, variété de métier, habileté et expérience antérieures du blessé, etc... Néanmoins on peut dire qu'une moyenne de six mois peut être donnée à titre d'indication pour la rééducation professionnelle. Ce laps de temps permet de mettre beaucoup de blessés dans les conditions de gagner leur vie.

Les œuvres qui ont été fondées pour la rééducation des invalides n'ont pas toutes de grandes ressources et il est difficile de donner une règle fixe pour le salaire des élèves. Il est cependant souhaitable, pour le succès d'une fondation de ce genre, que les blessés reçoivent des salaires ; ils peuvent être au début de 0 fr. 10 par heure et passer par la suite à 0 fr. 15 et 0 fr. 20.

Une œuvre bien équilibrée doit avoir des cadres qui maintiennent un bon esprit parmi les élèves ; ces cadres sont constitués dans chaque atelier par un chef et un ou plusieurs moniteurs. Il est bon quand la chose est possible, que ces derniers soient choisis parmi des blessés ; si ce sont des gradés ou d'anciens gradés, ils auront encore plus d'autorité sur les élèves. Les chefs d'atelier et les moniteurs doivent recevoir des avantages pécuniaires et moraux qui les intéressent au succès de l'œuvre.

La réunion de toutes ces conditions n'est pas indispensable, l'expérience montre toutefois qu'elles sont utiles.

**Fin de la rééducation professionnelle. Placement des rééduqués.** — Au cours de la rééducation, des concours avec prix suivant les métiers, suivant les catégories de mutilations, constituent un moyen d'émulation. A la fin de la rééducation, une sanction sous forme d'un certificat, d'un diplôme, apporte au rééduqué un moyen efficace pour son placement.

Pendant toute la période de rééducation, il est sage de conseiller à l'élève de conserver un contact, par des lettres ou des visites, avec ses anciens patrons. Ceux-ci le connaissent, ont pu l'apprécier, et très souvent ils orientent le blessé dans sa rééducation pour tel emploi déterminé qu'ils lui réservent à son retour dans leur maison, dans leur usine. De cette manière, la question du placement est fort simplifiée. Elle est plus complexe et le sera singulièrement plus dans l'avenir pour nombre de cas (1).

(1) Je crois utile de donner ici des renseignements qu'a bien

Une adaptation, des procédés nouveaux s'imposent déjà pour l'utilisation des blessés rééduqués : il ne suffit pas de les adapter aux métiers, aux machines par des bras, par des mains de travail ; il devient nécessaire et avantageux, en raison du grand nombre de mutilés, voulu me fournir le médecin-major Daussat sur le service dont il est chargé.

**Service de placement des mutilés et des réformés de la guerre** (95, quai d'Orsay). — Ce service, créé le 29 février 1915 par le général Galliéni, a pour but de placer dans l'industrie et le commerce, les invalides de la guerre réformés n⁰ 1 pour blessures et pour *maladies*. Les réformés n⁰ 2 ont également le droit de se faire inscrire pour postuler un emploi.

Les offres sont adressées par les industriels, commerçants et négociants de la capitale et centralisées par le service administratif. La visite médicale a pour but de proposer un emploi et un genre de travail en rapport avec les caractères et le degré de gravité de l'infirmité ou de la maladie.

Les candidats visités sont, en grande part, atteints d'invalidités graves, ou bien des réfugiés des pays envahis, ou bien des ouvriers n'ayant aucune référence, c'est-à-dire éprouvant de grandes difficultés à se placer par leurs propres moyens.

Les ouvriers qualifiés, même atteints de lésions graves du membre supérieur, mais susceptibles d'accommodation, trouvent facilement du travail eux-mêmes, et fréquentent rarement les locaux du 95, quai d'Orsay.

Un certain nombre de candidats ont été envoyés par les soins du service (une centaine environ) dans les écoles de rééducation : proportion très faible si on considère le nombre de candidats (2 000) visités depuis le début ; elle s'explique du fait que les mutilés qui s'adressent au service de placement désirent avoir un gagne-pain le plus tôt possible. Le service de placement présente donc un double intérêt :

1⁰ Le placement immédiat des non-rééducables (par inaptitude morale ou physique ou en raison des situations d'âge et de famille) ;

2⁰ Le placement tardif des fruits secs de la rééducation, ceux-ci étant environ au nombre de 100 à 120.

Le chiffre des implaçables (gravité de l'infirmité) atteint environ le trentième des candidats visités.

Consulter la brochure : L'Assistance aux invalides et mutilés de la guerre (appareillage rééducation professionnelle, placement), par le Dʳ DAUSSAT. Fournier, édit., Paris, 1916.

d'adapter les machines aux mutilés, remplaçant tantôt une pédale par une manette dans une machine et une manette par une pédale dans une autre. Toutes ces modifications retiennent l'attention d'esprits ingénieux et prévoyants et seront solutionnées, il n'en faut pas douter.

Il y a peut-être mieux à faire, et tout récemment le D$^r$ Kresser, de la Maison-Blanche, insistait dans une conversation, sur l'utilité qu'il y aurait à organiser systématiquement des ateliers de mutilés, les groupant entre eux pour un travail déterminé, et les faisant assister d'un nombre minimum d'ouvriers valides qui seraient chargés, dans l'exécution des pièces, de certaines phases du travail.

Il serait également possible de mettre en symbiose pour le travail un certain nombre de mutilés des bras avec un nombre calculé, suivant les besoins, de mutilés des jambes.

La question financière est une de celles qu'il faudra bien résoudre aussi pour favoriser la participation des mutilés au commerce, à l'agriculture et à la petite industrie.

Dans la législation suisse, l'indemnité pour les accidents du travail est donnée à la victime en une fois en capital. Malgré les graves objections à ce système qui viennent immédiatement à l'esprit, nos voisins y voient des avantages importants dans l'adaptation plus précoce du mutilé à son infirmité, dans la reprise plus rapide du travail ; la production, la prospérité sociale, suivant eux, y gagnent donc (1).

(1) Voir l'intéressant ouvrage de M. CHARLES JULLIARD : L'accoutumance aux mutilations (accidents de travail, blessures de guerre), 1 vol. in-8, 264 p., Georg et C$^{le}$, édit. à Genève, et Alcan, édit., Paris, 1916.

Bien que notre tournure d'esprit soit peu favorable à cette manière de faire, l'attribution à des mutilés de titres de rentes négociables dans des conditions qu'il faudrait étudier et déterminer avec prudence assurerait aux intéressés un capital immédiat pour la reprise d'un commerce, d'une industrie, etc. ; l'activité nationale en éprouverait sans délai un regain certain.

Les sociétés existantes ou de nouvelles s'ingénieront à trouver les moyens de mettre à la disposition des mutilés les capitaux nécessaires suivant les garanties présentées par eux, leur passé, leur aptitude professionnelle ; l'État ne pourra se désintéresser du problème posé et, directement ou indirectement, favorisera sa solution.

En dehors de ce concours de l'État, quelques-unes des œuvres qui consacrent leurs efforts à la rééducation des blessés se proposent d'organiser des systèmes de prêt à l'usage de leurs anciens élèves ; cette initiative privée aura certainement les plus heureux effets : elle continuera et achèvera l'œuvre de rééducation professionnelle.

A la fin de ce numéro, j'expose en un court article comment cette importante question de la rééducation des blessés a été comprise et menée à bien par l'Union des colonies étrangères en France, en faveur des victimes de la guerre.

# LES MÉTHODES DE RÉÉDUCATION PROFESSIONNELLE DES AMPUTÉS

PAR

**le D<sup>r</sup> BOURRILLON,**
Directeur de l'Institut national professionnel des Invalides
de la Guerre de Saint-Maurice.

Lorsqu'un amputé demande conseil sur le métier qui peut lui convenir, en dehors des questions relatives à ses connaissances antérieures, à son intelligence, à sa situation sociale, à ses aspirations, à son état de santé générale, etc., etc., il en est une qui domine toutes les autres, c'est la détermination des professions dont l'exercice est compatible avec son ou ses infirmités.

En ce qui concerne les membres inférieurs, tout le monde est d'accord pour reconnaître que la prothèse doit être établie surtout en vue de la locomotion et que, plus cette fonction est assurée par un intelligent appareillage, plus augmente le nombre de professions industrielles, ou même agricoles, qui peuvent s'ouvrir devant le mutilé. D'ailleurs celles qui s'exercent dans la situation assise, ou alternativement assise et debout, sont innombrables et il est relativement aisé de rééduquer un mutilé amputé d'une ou même de deux jambes ou cuisses.

Tout autre est le problème lorsque manque tout ou partie d'un membre supérieur et, à plus forte raison, quand les deux ont disparu. Dans ce dernier cas, il est bien rare que le malheureux ainsi mutilé soit en état de gagner sa vie, au sens réel qu'il convient de donner à cette expression. Mais, même pour un amputé d'une main, d'un avant-bras ou d'un bras, il est souvent difficile de déterminer avec clairvoyance la profession qui lui convient, et, dans bien des cas, la perplexité du conseiller est égale à celle du consultant.

Deux directions se présentent à l'esprit :

Ou bien on recherche ce que le mutilé peut faire en utilisant uniquement les facultés physiques et intellectuelles qui restent intactes, ou bien, jugeant que cette utilisation ne peut donner que des résultats pratiques insuffisants, on étudie le moyen de remplacer le membre absent par un membre artificiel établi en vue de l'exercice d'une profession précise. Inutile de dire que les deux méthodes ne s'excluent pas et qu'au contraire elles doivent pouvoir se juxtaposer et se compléter l'une l'autre.

Cependant chacun des éducateurs a une tendance à donner la préférence à l'une d'elles.

En ce qui me concerne, je suis convaincu que la première est celle qui, d'une manière générale, donne les meilleurs résultats. Je dis : d'une manière générale, car, en matière de rééducation professionnelle des amputés, il y a de nombreuses exceptions aux vues d'ensemble et on assiste à tant de miracles d'habileté réalisés par certains mutilés doués d'une tenace volonté, qu'il ne faut jamais désespérer de réussir avec ceux qui sont décidés à faire ce qu'il faut pour cela. On doit cependant se rappeler que le but essentiel de cette rééducation est, non seulement de mettre l'invalide en état de travailler, mais surtout de lui procurer ainsi un salaire qui lui permette de vivre normalement, lui et sa famille. Dans l'ensemble, les invalides trouveront ce salaire en utilisant les moyens physiques et intellectuels qu'ils ont

conservés intacts et en n'attachant qu'une importance secondaire au remplacement du membre
perdu, plutôt qu'en cherchant, par une prothèse
savante et compliquée, à faire jouer à celui-ci un
rôle qui peut faire de l'amputé un sujet de curio-
sité ou d'expérience, mais qui ne réalisera pas
l'objectif poursuivi. Voici par exemple un menuisier ou un maçon, ou un serrurier, amputés du
bras droit. Après examen approfondi, on peut leur
dire : « Vous avez deux bonnes jambes, un bras
gauche qui ne demande, comme votre instruction
et votre intelligence, qu'à être exercé et cultivé ;
mettons tout cela en œuvre et ne parlons plus du
bras absent. Si ce qui reste de celui-ci peut encore
jouer un rôle utile durant votre travail, recourez
à son aide, si réduite soit-elle, mais au besoin,
sachez vous en passer. Avec ces éléments et de la
volonté, beaucoup de carrières industrielles, agricoles et administratives s'ouvrent devant vous,
dessinateur industriel, commis d'architecte,
métreur, pointeur, négociant, comptable, voya-
geur de commerce, chef ou surveillant d'atelier,
de chantier, d'exploitations agricoles, minières,
employé d'administration publique, clerc d'étude,
facteur, etc... »

Mais, dira-t-on, voilà un homme détourné de
sa profession première, de son milieu social, vous
allez en faire un déclassé et vous perdrez un
*ouvrier*, c'est-à-dire un élément essentiel et
désormais rare de la prospérité nationale.

Certes, l'argument a sa valeur et on peut songer
à laisser cet ouvrier à son métier ou à lui en donner
un se rapprochant du premier ; mais quand on
calcule la diminution de sa valeur professionnelle, même corrigée par une prothèse aussi par-

faite qu'il est actuellement possible, la difficulté
qu'il éprouvera maintenant, et surtout plus tard,
à trouver un patron, le malaise moral et ses conséquences (découragement, oisiveté, alcoolisme) qui
résulteront de sa déchéance physique et bien
d'autres facteurs de dépréciation, immédiats ou
lointains, on doit renoncer le plus souvent à cette
solution.

En effet, de quel moyen pratique disposons-
nous pour lui permettre le travail manuel? Un
bras artificiel? Connaissez-vous un bras de ce
genre, français, américain ou même allemand
(et l'on sait si nos ennemis ont donné cours à leur
génie bien connu pour *organiser* la prothèse du
bras !), qui exécute des mouvements équivalents,
même de loin, à ceux qui étaient possibles avec
son bras en chair et en os? C'est donc le bras
gauche qu'il faut rééduquer pour en faire le bras
principal, le bras artificiel devenant bras adjuvant. Première difficulté, souvent compliquée par
la nécessité de modifier l'outillage pour le nouveau
gaucher. Ce n'est pas la seule, car ce bras gauche
ne pourra être secondé par le bras artificiel,
qu'autant qu'il lui viendra lui-même en aide à
tout instant. La flexion du coude, de la main, du
poignet artificiels, leur arrêt dans une position
déterminée, ne se font pas automatiquement,
puisqu'il n'y a ni nerfs, ni muscles, ni tendons
pour commander les mouvements de ce squelette
d'acier. Chaque fois que ce dernier doit lâcher un
manche de lime pour prendre celui d'un marteau,
ou celui d'un marteau pour saisir une tenaille ou
un ciseau, il faut que l'infortuné bras gauche
desserre des écrous, fasse jouer des vis, des cré-
maillères pour enlever les premiers et replacer les

seconds et enfin fixer les articulations en position
utile. Comme ces changements se succèdent fréquemment chez les menuisiers, serruriers ou
maçons, on voit, même en admettant que le
travail soit possible, quelle perte de temps en
résultera et par suite quelle diminution du salaire
quotidien.

Ce que l'on peut moins apprécier, c'est le sup-
plice que subit l'ouvrier pendant ces opérations
qui viennent à tout instant arrêter son activité
productrice. Quelques sujets d'élite peuvent bien
s'astreindre à cette fastidieuse besogne, pendant
qu'ils sont en apprentissage ou servent de sujets
de démonstration dans une école, mais en réalité
il est bien peu d'ouvriers que ne rebutent pas ces
difficultés et qui ne renoncent, par la suite, à la
profession enseignée. Nous savons par l'intéressant rapport d'un chirurgien neutre, très com-
pétent en la matière, que, malgré le servilisme
habituel du soldat allemand, les manchots
désertent avec entrain une école spéciale, où on
fait tous les efforts pour les convaincre que les
bras du kaiser valent ceux du vieux bon Dieu.

On sait la tendance si répandue qui porte
l'invalide vers la *petite place* exempte de souci et
de dur labeur. C'est en partie pour lutter contre
ce penchant que, dans une brochure récente :
« Comment rééduquer nos invalides de la guerre »,
j'ai insisté sur le puissant intérêt qu'il y a à
développer chez eux le sentiment de la dignité
humaine, de la nécessité de la volonté et de
l'effort et, d'une façon générale, les éléments
moraux qui, autant que les éléments physiques,
interviennent dans la rééducation professionnelle.
Chaque jour, en effet, je puis me convaincre que,

trop souvent et avec les meilleures intentions du monde, bien des gens méconnaissent l'importance des premiers. Ainsi j'estime dangereux et démoralisant de laisser croire à des amputés qu'avec des appareils perfectionnés, ils vont pouvoir marcher, agir et travailler comme avant leurs blessures, car la désillusion grande qu'ils éprouvent après expérience, risque de les décourager davantage que si on ne les avait pas leurrés par ces vaines promesses.

De même, s'il convient de leur faire comprendre la nécessité de l'effort, il importe aussi de simplifier celui-ci, au lieu de le compliquer par des méthodes qui ajoutent encore au sentiment d'impuissance, si ancré dans l'esprit de beaucoup de mutilés et estropiés des membres supérieurs principalement.

Je n'étonnerai donc personne en disant que les amputés adoptent plus volontiers les moyens élémentaires, les modestes appareils, que ces machines inquiétantes qui deviennent pour beaucoup de véritables instruments de torture.

Quand il s'agit d'amputés de l'avant-bras ou de la main, le problème est moins ardu à résoudre, car l'articulation du coude facilite beaucoup les mouvements. Mais l'emprise de l'outil, les mouvements de pronation, de supination et ceux du poignet doivent encore être exécutés avec la collaboration du bras valide.

Cependant, j'estime que pour un travail toujours ou longtemps uniforme et ne donnant pas lieu à de fréquents changements d'outils, on peut obtenir avec des appareils très simples un rendement appréciable. Tel est le cas pour des tourneurs ou des sculpteurs sur bois, etc., et surtout

pour des ouvriers agricoles. Un grand nombre de
ceux-ci peuvent, étant munis du vulgaire bras
ouvrier à anneau ou à crochet, plus ou moins
modifié suivant les occupations, exécuter la plupart des opérations courantes aux champs, fau-
chaison, labour, ratissage, bêchage, etc., lesquelles peuvent leur être rendues encore plus
aisées par des modifications sommaires de l'outillage. Il existe de nombreux exemples d'amputés

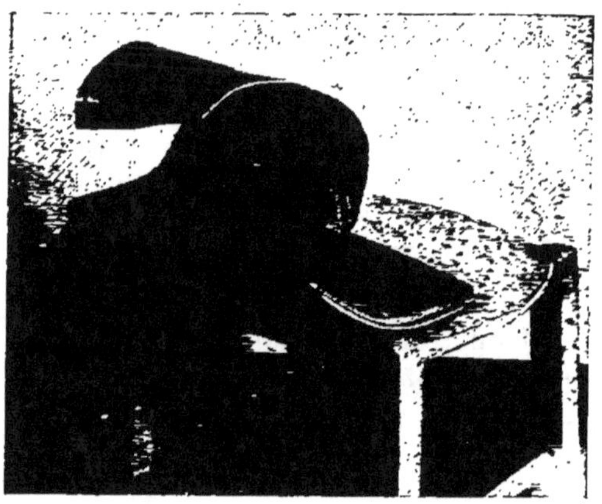

Fig. 1. — Gaine en tôle pour bourrelier.

des membres supérieurs qui, par ces artifices,
arrivent aisément à gagner leur vie à la campagne. Combien il serait désirable que leurs procédés ingénieux fussent connus et vulgarisés, car
leur exemple aiderait à triompher de la répu-
gnance que montrent les cultivateurs mutilés à
retourner aux champs.

Ce n'est du reste pas seulement pour l'agriculture que devrait être envisagée l'étude des
diverses inventions, des tours de mains, des trucs,
pour employer un terme plus expressif, dont

usent les mutilés anciens et récents, pour pratiquer leur métier et suppléer par des moyens, parfois inattendus, à la disparition de leurs jambes ou de leurs bras. Tel un ouvrier agricole de la Brie, amputé de cuisse en 1870, qui a depuis travaillé et suffisamment pourvu à son existence, en ajoutant à une jambe genre Beaufort,

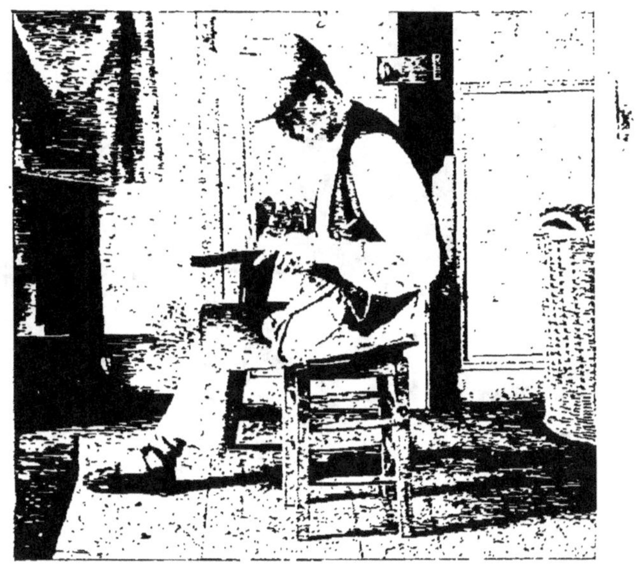

Fig. 2. — Bourrelier amputé de cuisse au travail.

tout à fait rudimentaire, un vulgaire sabot qui l'empêche de s'enfoncer dans les terres labourées et humides ; tel un bourrelier, amputé de cuisse avec moignon court, qui a prolongé celui-ci par une gaine en tôle métallique forte, que nous avons perfectionnée et adoptée dans les ateliers de Saint-Maurice et grâce à laquelle les apprentis peuvent serrer la pince en bois indispensable, entre la jambe valide et cette gaine (fig. 1 et 2). Tels les cordonniers (fig. 3), qui emploient une cale en bois rembourré qui, mieux que le pilon ou la jambe articulée, aide à la fixation de l'ouvrage sur les genoux.

Il y a une source inépuisable de ces procédés qui, plus que beaucoup d'appareils prothétiques, rendront à nos invalides des services appréciables. Je le répète, il faut les rechercher et les faire

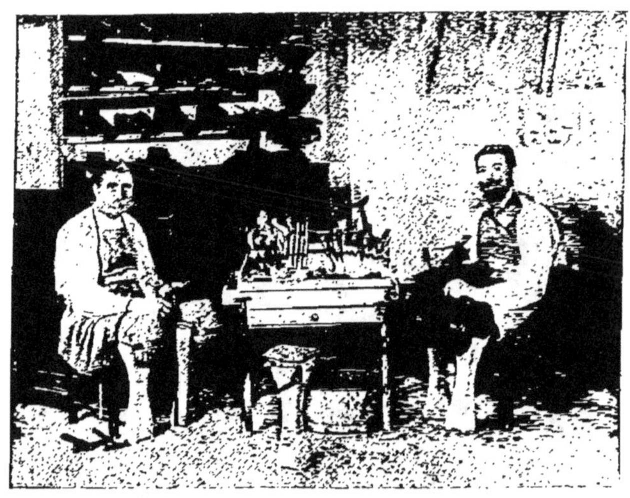

Fig. 3. — Atelier de cordonniers.

connaître le plus vite et le plus complètement possible.

Je conclus :

1º Que pour les amputés des membres inférieurs, l'appareillage n'a presque toujours qu'une valeur secondaire au point de vue professionnel et qu'il est facile de trouver pour tous, des professions qui leur assurent un salaire rémunérateur ;

2º Que pour les désarticulés de l'épaule et les amputés du bras, il est préférable d'utiliser les parties valides de leur organisme, plutôt que de demander à la prothèse une aide précaire et insuffisante, dans la majorité des cas, pour leur permettre de gagner honorablement leur vie ;

3° Que souvent cette orientation est encore la meilleure pour les amputés de l'avant-bras et de la main, mais que cependant ceux-ci trouvent parfois dans le bras ouvrier banal ou dans des procédés ingénieux, le moyen, soit de reprendre leur ancien métier, soit d'en apprendre un nouveau qui leur garantisse une existence normale ;

4° Qu'il faut rechercher dans tous les cas, aussi bien pour les amputés des membres inférieurs que pour ceux des membres supérieurs, à limiter autant qu'on le pourra l'effort physique ou moral que devra faire l'invalide pour exercer son nouveau métier, car trop souvent, après un long apprentissage, il l'abandonne pour un autre qui lui donne peut-être moins de profit, mais lui occasionne moins de peine. ;

5° Que pour cette raison et pour bien d'autres touchant aussi bien à l'intérêt du mutilé qu'à celui de la société, les appareils prothétiques doivent avant tout être *simples, légers* et *robustes*. Que leur utilisation professionnelle est heureusement secondée par l'emploi de procédés, de tours de mains, de modifications de l'outillage que les invalides, placés en face des difficultés, trouvent souvent eux-mêmes.

# LA RÉÉDUCATION PROFESSIONNELLE
## D'APRÈS LES VARIÉTÉS D'IMPOTENCES


PAR

le D<sup>r</sup> Adrien NYNS,
Assistant des hôpitaux de Bruxelles,
Médecin-adjoint à l'Institut militaire belge de rééducation
professionnelle à Port-Villez.


Parmi les problèmes complexes qui se posent à l'occasion de la rééducation des grands blessés de guerre, il n'est pas de question plus primordiale que celle de l'orientation professionnelle du mutilé. Du choix du futur métier dépendra le succès de l'œuvre de rééducation. Aussi rien ne doit être négligé pour guider et éclairer ce choix. Il faut que le médecin chargé de conseiller l'invalide se persuade bien qu'en matière de rééducation tout est individuel, qu'il n'existe aucune règle qui puisse être suivie à la lettre pour désigner ou écarter telle ou telle profession. Chaque cas doit être examiné, scruté en particulier. La mutilation elle-même ne fournit pas d'indication absolue, bien qu'elle soit, de tous les facteurs qui interviennent dans l'orientation du blessé, l'élément prépondérant. D'où la nécessité d'une exploration médicale sérieuse et d'une connaissance approfondie de la lésion fonctionnelle avant toute tentative d'orientation.

Depuis plus d'un an que je suis attaché à l'Institut militaire belge de rééducation professionnelle de Port-Villez, j'ai souvent essayé de classifier les mutilations dans leurs rapports avec les métiers exercés par les invalides. Chaque fois j'ai dû y renoncer, tant les résultats fonctionnels laissés par les blessures de guerre sont variables, tant il est exceptionnel qu'une même lésion assure à des sujets différents un succès égal dans l'apprentissage d'un même métier. Et pourtant je me suis demandé s'il n'y avait pas, dans le vaste établissement de Port-Villez où plus d'un millier de mutilés se rééduquent, des constatations à faire après une expérience pratique de plus de quinze mois. C'est toute la prétention de cet article.

Les amputés du membre supérieur sont sans contredit, au point de vue professionnel, les sujets les plus difficiles à rééduquer. Ce n'est qu'exceptionnellement qu'ils peuvent songer à reprendre, après la guerre, leurs anciennes occupations. Tous, ou presque tous, ont besoin d'être orientés à nouveau, et malheureusement bien des métiers leur sont fermés.

Sans vouloir nier qu'à l'aide d'appareils de prothèse très perfectionnés il soit possible à un amputé du membre supérieur, doué d'une volonté tenace et de dispositions personnelles remarquables, d'exercer des métiers qui, de prime abord, lui paraissent inaccessibles, je crois cependant qu'il ne faut pas trop s'attacher aux cas exceptionnels, mais envisager surtout la masse des amputés. Or, en nous plaçant uniquement au point de vue du rendement pratique, nous estimons qu'à de rares exceptions il y a lieu d'orienter les amputés du membre supérieur (bras, avant-bras ou main), et les paralysés définitivement impotents, vers des métiers ne nécessitant que l'usage d'une seule main, ou vers des carrières non manuelles. Partant de ce principe, nous avons largement conseillé à nos amputés des membres supérieurs, chaque fois qu'ils réunissaient les qualités d'âge, d'intelligence et de connaissances scolaires antérieures indispensables, de se consa-

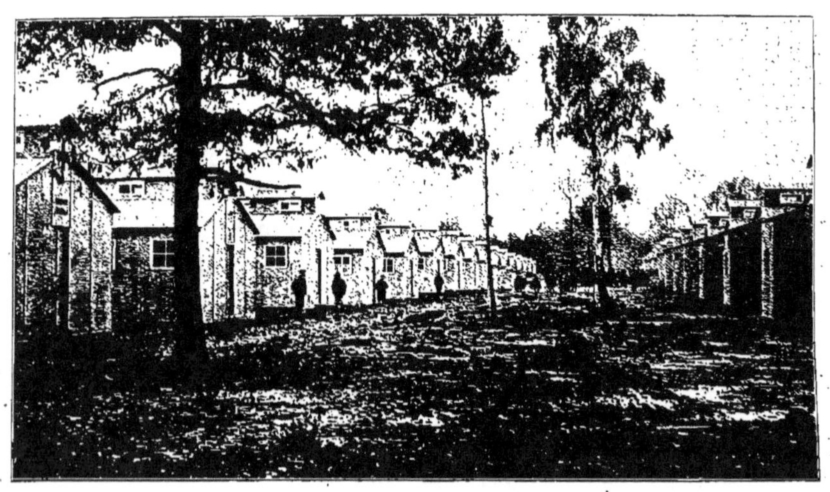

Fig. 4. — Vue des lazarets.

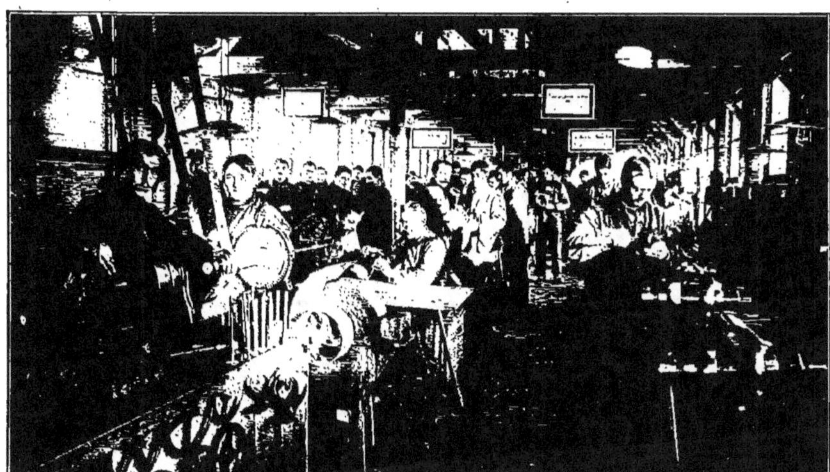

Fig. 5. — Atelier d'ajustage.

crer aux études spéciales préparant aux fonctions administratives. Il est évident qu'après la guerre l'État, les provinces, les communes, les grandes sociétés financières et commerciales réserveront à ces braves de nombreux emplois, et il importe que dès à présent ils se mettent en mesure d'acquérir les notions nécessaires à la réussite des examens qu'on pourrait leur imposer. Dans ce but, le Gouvernement belge a organisé dans notre Institut une section scientifique, où se donnent des cours que les mutilés suivent toute la journée et où l'on s'occupe de faire de nos invalides de futurs fonctionnaires, des commis de bureau, des comptables, des employés de banque, etc.

Nous ne faisons aucune distinction entre les amputés du membre supérieur droit et ceux du membre supérieur gauche, ces derniers étant très rapidement à même, par une rééducation appropriée, de se servir très habilement de leur membre restant. Une section de réapprentissage de l'écriture à l'usage des gauchers fonctionne régulièrement.

L'Institut de Port-Villez compte actuellement 83 amputés ou impotents définitifs d'un membre supérieur. Sur ce nombre, 25 suivent la section scientifique, 58 sont versés dans les ateliers.

Quels sont les métiers qui conviennent le plus particulièrement à cette catégorie de mutilés? Ici encore il n'y a pas de ligne de conduite immuable à envisager. Toutefois il est nécessaire que le métier choisi puisse permettre à l'amputé de devenir un ouvrier sinon complet, du moins toujours capable de gagner sa vie par son travail. Aux moins intelligents nous proposons le métier de polisseurs de bois, aux ruraux nous enseignons le petit élevage et la culture maraîchère, aux manchots habiles nous ouvrons les ateliers de lithographie, de photogravure, de dessin architectural et industriel, de peinture d'étiquettes, lettres et enseignes, etc.

Grâce aux progrès de la prothèse, surtout celle des bras de travail, il est possible aussi de per-

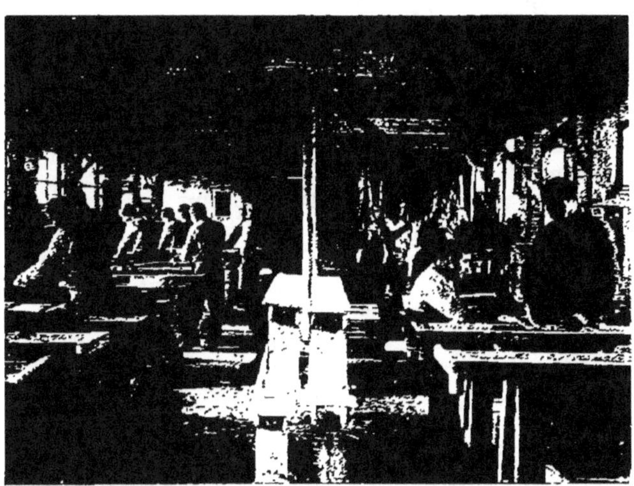

Fig. 6. — Atelier de bimbeloterie.

mettre à d'anciens ajusteurs amputés de reprendre leur métier. Nous en avons 7 qui, bien appareillés, travaillent en ce moment dans notre atelier d'ajustage, et nous pouvons affirmer qu'ils arrivent à des résultats pratiquement très encourageants.

Après les amputés, ce sont les blessés des membres supérieurs qui constituent la classe la plus intéressante au point de vue de la rééducation professionnelle. Les lésions du membre supérieur sont si variées qu'il n'est guère possible, vu le cadre restreint de cet article, d'en dresser la nomenclature un peu spécialisée. Je ne puis que me borner à réunir dans un même groupe les mutilations amenant des impotences fonctionnelles partielles, telles que : amputation d'un ou de plusieurs doigts (la pince étant conservée), griffes cubitales, paralysies radiales, parésies, pseudarthroses, ankyloses totales ou partielles du poignet du coude ou de l'épaule. A ces blessés, les métiers suivants sont enseignés à Port-Villez à notre entière satisfaction :

Cordonniers.
Selliers.
Tailleurs.
Vanniers.
Brossiers.
Menuisiers.
Polisseurs.
Sabotiers.
Tapissiers-garnisseurs.
Fourreurs.
Coiffeurs.
Posticheurs.
Photographes.
Graveurs.
Photograveurs.
Lithographes.
Relieurs.
Linotypistes.
Imprimeurs.
Dessinateurs en architecture.
Dessinateurs industriels.
Modeleurs.
Sculpteurs sur pierre et sur bois.
Canniers.
Pyrograveurs.
Électriciens.
Ferblantiers.
Plombiers-zingueurs.
Ajusteurs-mécaniciens.
Chauffeurs d'automobile.
Horlogers.
Ciseleurs.
Peintres sur porcelaine.
Peintres sur verre.
Peintres décorateurs.
Peintres en imitation bois et marbres.
Peintres de lettres, étiquettes et enseignes.
Bouchers.
Boulangers.
Aviculteurs.
Apiculteurs.
Horticulteurs.
Maraîchers, etc...

Les amputés du membre inférieur, malgré l'importance de leur mutilation, sont des privilégiés lorsqu'on se place uniquement au point

de vue de leur rééducation professionnelle. Tant
de métiers leur sont ouverts ! Sans vouloir
parler des carrières administratives auxquelles
tous les mutilés intelligents et instruits sont aptes,
nous avons des amputés des membres inférieurs
répartis dans presque tous nos ateliers, surtout
à la vannerie et à la cordonnerie. Ce serait une
erreur de croire que les amputés ne peuvent exer-

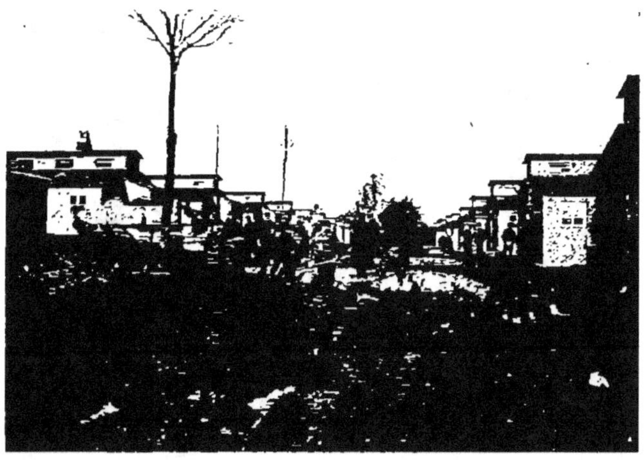

Fig. 7. — Travaux en cours.

cer que des métiers assis. L'expérience nous
montre qu'ils sont parfaitement capables, sans
fatigue, de travailler debout la plus grande partie
de la journée. Nous avons depuis des mois des ajusteurs et des menuisiers amputés qui exercent leur
métier avec autant d'aise que des sujets normaux.

Lorsqu'il s'agit non plus d'amputations mais
de lésions amenant des impotences fonctionnelles
des membres inférieurs, le mutilé n'a que l'embarras du choix entre les professions qui lui
permettront de gagner honorablement sa vie.
Je crois inutile de les énumérer à nouveau.

Après avoir envisagé les blessés des membres, il me reste à dire un mot des blessés de la tête et du tronc. En ce qui concerne les trépanés, il faut, pour le choix du métier, porter son attention principalement sur les paralysies ou les parésies qui pourraient résulter de la blessure et traiter alors ces mutilés comme des impotents des membres. Si la trépanation n'a amené aucun trouble

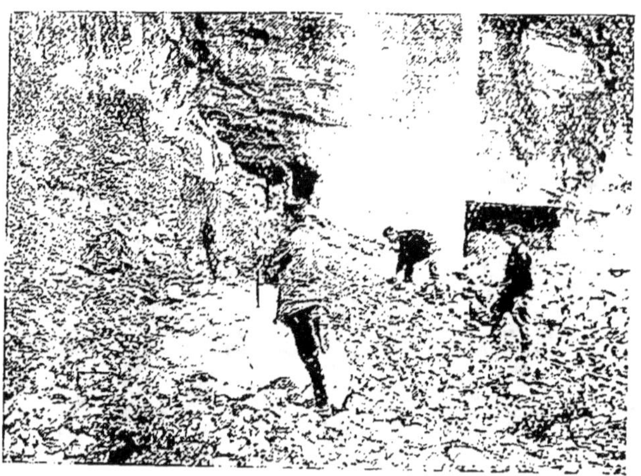

Fig. 8. — Travail dans une carrière.

moteur, il est indispensable de s'enquérir des troubles cérébraux possibles. Toujours il faut veiller à ne pas choisir de métier dangereux où des accidents seraient à craindre, du fait de vertiges par exemple (machines-outils, peinture en bâtiments avec emploi d'échelles, etc.).

Pour les blessés du tronc, la principale indication est de ne pas conseiller un métier où la position de travail est de nature à aggraver la jamais — à une ou deux exceptions près — nous ne nous sommes trouvés en présence d'un mutilé lésion (chez un cyphotique, par exemple, la profession de cordonnier, à moins de lutter contre l'attitude courbée inutilement habituelle au travailleur normal).

Qu'il me soit maintenant permis de conclure : non rééducable. Quelle que soit la lésion, toujours il nous a été possible de redonner un gagne-pain aux invalides qui nous sont confiés.

Il faut que les glorieux blessés de la grande guerre soient demain les artisans de la prospérité nationale, comme ils ont été hier les héros du droit et de la liberté !

# LA RÉÉDUCATION DES AVEUGLES

PAR

**le D<sup>r</sup> F. TERRIEN,**
Professeur agrégé à la Faculté de médecine de Paris,
Ophtalmologiste des hôpitaux,
Médecin-chef du Centre ophtalmologique de la 9<sup>e</sup> région.

Les conditions de la guerre actuelle, imposant aux hommes un long séjour dans les tranchées, ont favorisé dans une très large mesure les blessures du crâne et de la face, les seules parties vraiment accessibles, et multiplié, par là même, les lésions de l'œil et de ses annexes.

Que la cécité soit la conséquence d'une section des nerfs optiques ou de la perforation des globes oculaires par une balle ayant traversé les deux orbites, ou de la pénétration de petits éclats d'obus dans l'intérieur de l'œil, il faut reconnaître que jamais guerre n'a fait autant d'aveugles.

Sans doute la proportion en est encore relativement minime, comparée à celle des borgnes (environ 4 p. 100 d'après notre statistique du centre ophtalmologique de la 9<sup>e</sup> région, et celle de nos collègues est sensiblement identique) (1) ; mais le chiffre de ces derniers étant considérable, le nombre des cas de cécité est lui-même très élevé, plus de 1 800 à l'heure actuelle.

Cette constatation est d'autant plus pénible qu'un très grand nombre de blessures du globe oculaire aurait pu déjà être évité et le sera certainement dans l'avenir par le port des lunette s pare-éclats que nous avons préconisées avec mon assistant le D<sup>r</sup> Cousin. L'ensemble des sta-

---

(1) F. DE LAPERSONNE, Plaies de l'œil par petits éclats dans les blessures de guerre (*Ophtalmological Society United Kingdom* et *Archives d'ophtalmologie* 1916, p. 129).

tistiques publiées nous apprend que trois fois sur quatre la perte de l'œil est la conséquence de la pénétration d'un très petit corps étranger (éclat métallique ou fragment de silex lancé par ricochet), et celui-ci aurait été facilement arrêté par une mince coque métallique. Le modèle présenté par nous, depuis près de huit mois, est muni de deux fentes sténopéiques, l'une horizontale, l'autre verticale, protège parfaitement en laissant une vision très suffisante, même pour le tir, et un champ visuel très étendu (1). Le port de ces lunettes aurait certainement pour conséquence de diminuer la proportion des cas de cécité de près des trois quarts, et il est permis d'espérer que leur adoption ne saurait tarder.

En attendant, il faut par tous les moyens chercher à remédier à la situation des soldats aveugles. L'Association Valentin Haüy, dont le siège est 9, rue Duroc, qui a déjà tant fait en temps de paix pour le bien des aveugles, n'a pas failli à sa tâche. Elle tente de favoriser la réadaptation des soldats aveugles à la vie utile et a particulièrement étudié la question du travail. La brosserie, la vannerie sous toutes ses formes, le rempaillage et le cannage, la fabrication des balais, la matelasserie, la cordonnerie, l'accordage des pianos, le massage et autres métiers purement manuels conviennent parfaitement aux aveugles. Certains n'exigent qu'une habileté purement manuelle ; les autres, comme l'accordage des pianos, le massage, demandent en outre des aptitudes spéciales et même, comme la musique, un certain développement intellectuel.

(1) F. TERRIEN et G. COUSIN, Prophylaxie des blessures du globe oculaire (*Archives d'ophtalmologie*, novembre 1915).

Toutes ces professions ont pour la plupart le grand avantage de pouvoir être exercées isolément, l'individu pouvant travailler chez lui, dans son intérieur. Et partout se sont multipliés les centres de rééducation.

Il convient, à ce propos, de rendre hommage au dévouement de M. Brieux, de l'Académie française, qui s'est donné tout entier à la cause des soldats aveugles de la guerre et a jugé avec raison qu'il y avait un très grand intérêt à rapprocher le plus possible ces aveugles de leur lieu d'origine, premier pas vers le retour au foyer qu'on ne saurait trop chercher à obtenir. Ainsi ont été créés dans chaque région des centres de rééducation professionnelle, rattachés au centre ophtalmologique pour la partie médicale. Dans la 9e région, sur l'heureuse initiative de M. Brieux, avec le dévoué concours de M. le directeur du service de santé, de M. Marcombes, procureur de la République, et de M. Félix Robert, ancien président du tribunal, nous avons pu ouvrir une maison de rééducation où sont enseignés la brosserie, la vannerie, le rempaillage et le cannage des chaises, le massage, et en particulier la lecture et l'écriture Braille, qu'il est indispensable de connaître.

Un premier point sur lequel a beaucoup insisté M. Brieux est la nécessité de renvoyer le plus tôt possible l'aveugle au milieu familial et familier. Il y sera moins dépaysé que partout ailleurs et, ayant de nouveau tout à apprendre par le toucher et par l'ouïe, il retrouvera plus vite les lieux connus jadis. L'aveugle sera donc conservé à l'école de rééducation le minimum de temps nécessaire à la connaissance du nouveau métier choisi par lui.

Ce minimum varie suivant les professions et les individus. Sur l'ensemble des blessés aveugles, nous trouvons les cultivateurs pour une proportion de cinq dixièmes et les ouvriers pour deux dixièmes ; les employés et les professions libérales forment les derniers dixièmes.

Quelle que soit la profession adoptée, il importe au maître de ne pas montrer à l'aveugle la compassion qu'il lui témoigne. Cette erreur, commune à la plupart des personnes qui approchent les aveugles pour la première fois, contribue à enlever à ceux-ci le courage nécessaire pour apprendre un nouveau métier.

Parmi ces métiers, on peut être étonné de la proportion relativement considérable de cultivateurs, cette profession paraissant peu compatible avec la cécité. Et cependant, suivant la formule de Brieux, l'homme de terre doit retourner à la terre. Il retrouvera là sa maison et les alentours et se rendra bien vite utile et capable d'effectuer certains travaux comme le nettoyage des cours, la traite des vaches ; il pourra arracher des betteraves et des pommes de terre, faire des liens, battre au fléau, faner les foins, etc. Ceci résulte de nombreux témoignages de cultivateurs devenus aveugles par blessure de guerre et ayant repris leur profession. Et quand il pleut, et à ses moments perdus, il pourra faire des brosses et augmenter par là son salaire.

D'autant mieux, il ne faut pas l'oublier, qu'il s'agit pour tous les blessés aveugles de les mettre en état de gagner non pas le salaire d'un voyant, mais de leur procurer un salaire d'appoint. Ajouté à la pension que leur alloue l'État, il leur permettra de vivre et d'élever leur famille. Cette pension est de 975 francs pour un simple soldat, auxquels s'ajouteront 100 francs de médaille militaire (délivrée de droit à tous les blessés aveugles) et très probablement encore 225 francs d'augmentation de pension lorsque la loi de 1831 sur les pensions aura été revisée. C'est donc une somme de 3 fr. 55 par jour à ajouter au salaire que pourra gagner l'aveugle, et les deux réunis arriveront toujours à égaler, souvent même, chez les sujets intelligents, à dépasser le salaire normal d'un voyant. Après la culture viennent les différents métiers appris aux écoles de rééducation.

A côté des écoles régionales, il faut mentionner la grande école de rééducation créée par l'État 99 rue de Reuilly, à Paris, et où le travail est organisé avec l'aide de la Société des Amis des soldats aveugles. Nos blessés trouveront là un atelier pour chaque métier et pour chacun un professeur qui est souvent un aveugle. Ils y apprendront à faire des brosses, à rempailler des chaises, à faire des balais, des tapis, des tonneaux; le ressemelage des chaussures (métier compatible avec la cécité), voire même l'ajustage mécanique. Et si l'aveugle est marié et peut être aidé dans son travail par sa femme, le rendement pourra atteindre celui d'un ouvrier voyant, son aide lui facilitant des passages difficiles.

Parmi les métiers à recommander à l'aveugle, le meilleur et le plus lucratif, en dehors d'aptitude spéciale, semble être la fabrication des brosses communes. Il a l'avantage de ne nécessiter qu'un outillage très simple, s'apprend très vite et peut être exercé par l'aveugle chez lui, au milieu des siens. La brosse la plus ordinaire, en chiendent, est le type auquel on s'attachera et qui fournira

le travail le plus rémunérateur. L'ouvrier tâchera
de trouver chez lui une place devant une fenêtre
ouvrant sur la rue pour y mettre son établi. Les
passants le verront travailler et lui achèteront
d'autant plus facilement ses produits.

Mêmes remarques pour le rempaillage des
chaises, le ressemelage, la vannerie, etc.

Les outils et la matière première, toujours très
simples ici, seront fournis au blessé aveugle à sa
sortie de l'école, quand il aura fini son apprentissage, avec l'argent qu'il aura pu gagner au
cours de son éducation. Et si l'école ne peut les lui
donner, il s'adressera à une des sociétés précédemment citées.

L'étude de l'écriture et de la lecture Braille
est indispensable à tous.

A ce dernier point de vue comme aux
autres, l'Association Valentin Haüy a rendu de
grands services, puisqu'elle a fait imprimer en
Braille, à l'usage des aveugles, des livres d'une
lecture facile au point de vue typographique et
d'un genre attrayant, et sa bibliothèque ne
comprend pas moins de 40 000 volumes en relief.

Ils ne sauraient être trop multipliés, on le
comprend. L'Association met à la disposition
des typhlophiles qui veulent bien consacrer un
peu de temps aux aveugles le matériel nécessaire,
d'ailleurs très simple, pour copier en Braille
les différents volumes ou brochures qu'ils ont
choisis. Il se compose d'une planchette ou grillage
en cuivre, formée de cases régulièrement disposées,
et d'un poinçon. Les caractères Braille étant
formés par des points saillants méthodiquement
combinés, le relief de ces points est obtenu par la
pression du poinçon sur le verso d'une feuille de

papier épais, dont le recto est appliqué contre la tablette de métal, creusée de sillons transversaux. On se rappellera que le texte en creux doit être écrit sur le verso de la feuille, de droite à gauche, pour que le texte en relief puisse se lire sur le recto, de gauche à droite (fig. 1).

Un peu d'habitude permet d'arriver facilement à transcrire en Braille par ce procédé, mais il exige une grande patience, la moindre erreur dans le choix des lettres rend le travail inutilisable, et de plus l'exemplaire obtenu est toujours unique. Aussi ne saurait-on trop recommander à ceux qui s'intéressent aux aveugles et veulent travailler pour eux, l'emploi de la petite imprimerie en caractères Braille imaginée par M. E. Vaughan. D'un usage beaucoup plus rapide, elle permet un travail plus soigné et surtout beaucoup plus rémunérateur, puisque l'ouvrage composé peut ensuite être tiré à un nombre indéfini d'exemplaires. On pourrait toutefois se demander si le système cryptographique de Braille (inventé par l'aveugle français L. Braille) ou écriture par groupement conventionnel de points en relief, presque le seul répandu dans le monde des aveugles, est toujours le meilleur. S'il a l'avantage de relier ceux-ci avec le monde des aveugles de naissance, il les laisse séparés du monde immense des voyants.

Pour remédier à cet inconvénient, on a cherché à remplacer ce système cryptographique par l'écriture ordinaire en relief.

Cette méthode, qui permet à l'aveugle de communiquer avec ses compagnons d'infortune par le relief et avec les voyants par la forme des lettres, paraît supérieure tout d'abord à la méthode Braille, qui ne peut être lue que par les initiés. Mais la réalisation en est très différente et

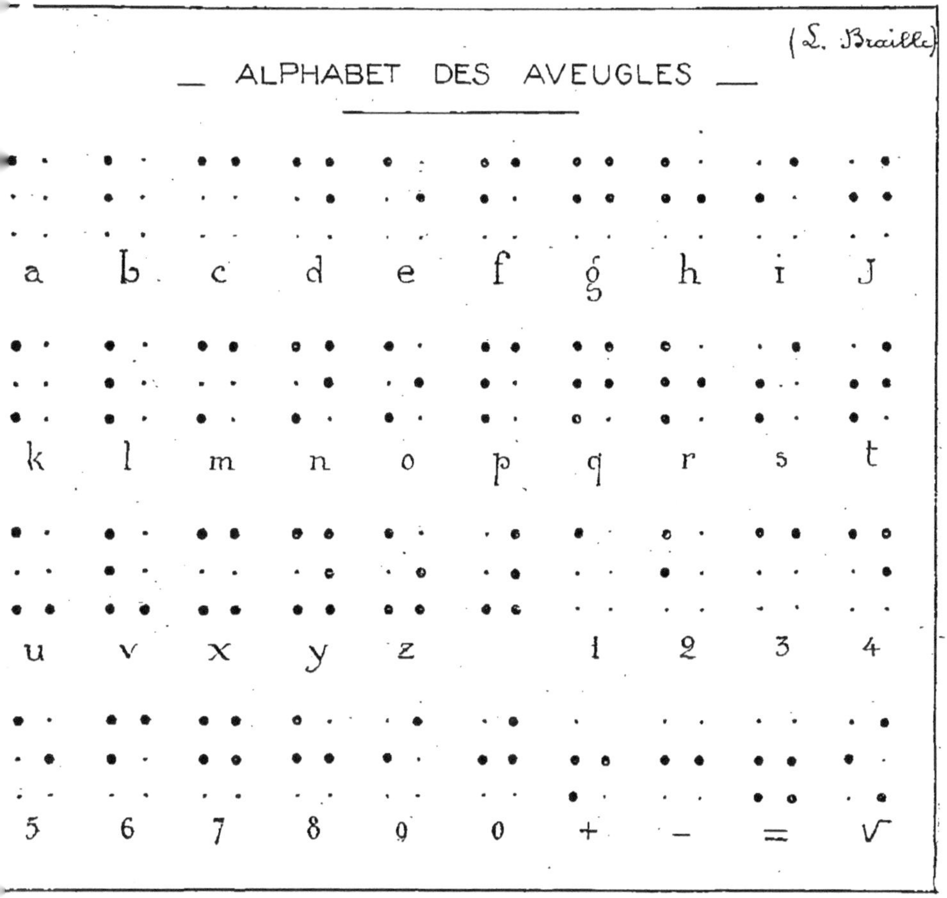

ALPHABET DES AVEUGLES ( L. Braille)

a    b    c    d    e    f    g    h    i    J

k    l    m    n    o    p    q    r    s    t

u    v    x    y    z         1    2    3    4

5    6    7    8    9    0    +    —    =    √

Fig. 9. — Alphabet Braille.

bien des moyens ont été proposés sans succès.

M^lle Mulot, d'Angers, a cherché à résoudre la difficulté d'une manière ingénieuse, en imaginant un guide qui permet de tracer les lettres ordi-

naires avec rapidité et facilité. Ce guide est constitué par une tablette de cuivre percée d'un grand
nombre de fenêtres ou cases d'une hauteur de
8 millimètres environ, toutes semblables les unes
aux autres. La case présente sur ses côtés des
saillies et des dépressions formant pour le stylet
de l'aveugle autant de points de repère. Allant
d'une dépression à une autre, guidé par telle ou
telle saillie, il peut tracer avec régularité des
lignes horizontales, verticales, obliques, et comme
résultat les lettres de notre alphabet.

De même la machine à écrire, par une trans-
formation facile à réaliser, pourrait permettre
d'obtenir cette écriture en saillie. Et si ce système d'écriture devait être adopté, le procédé
serait d'autant plus à recommander qu'il s'appli-
querait aussi bien aux voyants qu'aux aveugles, et
qu'on est souvent étonné de la rapidité avec
laquelle les aveugles accidentels arrivent à se
servir de la machine à écrire. Nous avons eu
plusieurs fois l'occasion de le constater depuis
le début de la campagne.

Tout récemment encore, le D$^r$ Monprofit,
d'Angers, a insisté à l'Académie de médecine sur
les avantages de cette écriture en relief. Ceux-ci
ne sont pas ou plutôt ne seraient pas discu-
tables, si la méthode était accessible à tous
et pas seulement aux seuls initiés, et surtout si
la lecture en était aussi facile aux non-voyants.
Mais il est loin d'en être ainsi, et nous avons pu
nous en rendre compte auprès de nos aveugles.
Leur professeur, qui a essayé avec eux les deux
méthodes, le système cryptographique Braille et
le système alphabétique ordinaire en relief, a
beaucoup plus de peine avec ce dernier, toujours

moins facilement lisible. C'est là une observation très générale qu'elle a pu faire sur tous ses élèves et sur elle-même qui y est cependant très entraînée. La vitesse de reconnaissance des caractères est beaucoup moindre et, par là même, la facilité et la rapidité de la lecture en sont diminuées. Si bien que seul le système cryptographique Braille semble devoir être retenu.

Aussi convient-il de recommander vivement l'usage de la petite imprimerie Braille, imaginée par M. Vaughan, directeur de l'hospice des Quinze-Vingts. Elle permet de composer en Braille beaucoup plus rapidement qu'avec le système primitif du poinçon, et surtout de tirer un très grand nombre d'exemplaires.

Ce sont simplement des caractères d'imprimerie portant à une extrémité les lettres ordinaires de l'alphabet et à l'autre la lettre Braille correspondante. Le voyant compose à la façon d'un prote et, pour tirer en Braille, il suffit de retourner le cadre de composition.

Il y aurait intérêt à ce qu'une petite imprimerie de ce genre fût affectée à l'ensemble des centres de rééducation des différentes régions. Elle permettrait de former rapidement une bibliothèque, au plus grand bénéfice des aveugles répartis dans ces différents centres.

# LA RESPONSABILITÉ DES ŒUVRES DE RÉÉDUCATION DES MUTILÉS
## DE GUERRE
### AU POINT DE VUE DES ACCIDENTS

PAR

**Ed. FONTANE,**
Directeur du Syndicat général de garantie du Bâtiment
et des travaux publics.

Les œuvres publiques ou privées, créées en vue de la rééducation des mutilés de la guerre, pour leur permettre de reprendre leur ancienne profession, ou pour leur apprendre un nouveau métier, ne doivent pas ignorer les responsabilités auxquelles peuvent les exposer les accidents dont ces mutilés seraient victimes.

Examinons, en l'état actuel de la législation, quelle est la base de ces responsabilités.

Il n'est pas douteux que les œuvres doivent être assimilées à des établissements de bienfaisance, n'ayant aucun but de lucre, et que, par suite, elles ne sont pas assujetties à la législation sur les accidents du travail; sauf, peut-être, dans le cas exceptionnel que nous envisageons plus loin.

Mais si elles ne sont pas soumises à cette législation spéciale, elles ne s'en trouvent pas moins exposées aux responsabilités de droit commun découlant de l'application des articles 1382 et suivants du Code civil, et qui peuvent être la conséquence de fautes commises par les œuvres elles-mêmes ou imputables aux personnes chargées de la rééducation des mutilés.

Seraient, par exemple, considérées comme fautes personnelles à la charge de l'œuvre, engageant sa responsabilité, l'installation d'un atelier d'apprentissage dans un immeuble en mauvais état et dont une partie, venant à s'effondrer, blesserait des mutilés ; de même, la mise à la disposition de ceux-ci par les œuvres, d'un matériel défectueux qui les blesserait.

Une deuxième source de responsabilité découlerait de l'article 1384 du Code civil.

Les œuvres peuvent, en effet, être considérées comme les commettantes des professeurs ou moniteurs des mutilés et être, par suite, prises comme responsables des fautes commises par ces derniers ; il en serait ainsi : dans le cas d'un accident survenu à un mutilé du fait d'un autre mutilé, et qui serait dû à un manque de surveillance du moniteur, ou encore pour un accident survenu par suite d'un fait personnel au moniteur, tel que la prescription d'un travail particulièrement dangereux.

Si même le moniteur était seul poursuivi par la victime, les œuvres pourraient difficilement ne pas prendre à leur compte les conséquences de la responsabilité que leur préposé aurait encourue à l'égard des mutilés.

Pour se prémunir contre ces diverses éventualités, la prudence la plus élémentaire fait un devoir aux œuvres de contracter une assurance afin de garantir leur *responsabilité civile.*

En droit, elles pourraient s'en tenir à cette assurance, mais en fait il nous paraît qu'elles ne doivent pas s'y borner, et que le but humanitaire qu'elles poursuivent serait incomplètement réalisé, si elles ne se préoccupaient pas des conséquences des accidents dont les mutilés seraient victimes même lorsqu'ils n'engageraient pas leur responsabilité légale ou celle de leurs préposés. Si elles ne le faisaient pas, en effet, les victimes, pour ces accidents qui sont certainement les plus fréquents, ne recevraient aucune indemnité, car les contrats garantissant la responsabilité civile ne jouent que quand celle-ci est engagée.

Il appartient donc moralement aux œuvres, d'assurer aux victimes la réparation, sinon totale, tout au moins partielle du dommage qui leur a été causé par des accidents même fortuits, en leur accordant des indemnités sensiblement égales à celles de la législation sur les accidents du travail, mais défalcation faite des aggravations résultant des blessures de guerre, lesquelles doivent être couvertes par un régime spécial, actuellement soumis aux délibérations du parlement. Cette réparation, il est possible de l'assurer en garantissant non seulement la *responsabilité civile* des œuvres, mais aussi le paiement d'indemnités aux mutilés qui seraient victimes d'accidents, au cours de leur rééducation.

Cet ensemble de garanties peut être obtenu par une combinaison ingénieuse imaginée depuis longtemps par les Compagnies d'assurances contre les accidents et dont les contrats sont dénommés *polices mixtes*.

Ces *polices mixtes* garantissent en effet :

1º Des indemnités contractuelles convenues d'avance, entre la compagnie et l'œuvre qui souscrit l'assurance, et qui correspondent à des degrés divers de gravité : mort, incapacité permanente totale, incapacité permanente partielle, incapacité temporaire, ainsi que frais de traitement ;

2º La responsabilité civile pouvant être encourue par l'œuvre ou invoquée contre elle et ses préposés par la victime ;

3º Les indemnités de la loi sur les accidents

du travail, si le juge estimait cette législation applicable : nous ne voyons guère cette possibilité que dans le cas des plus rares où l'œuvre placerait les mutilés chez un industriel, et où elle prendrait en charge le paiement d'une partie du salaire. Elle pourrait peut-être alors être recherchée pour une fraction de l'indemnité correspondante à la rétribution qu'elle allouait.

Sans doute c'est là un cas exceptionnel, mais il est prudent de le prévoir et de se prémunir par une stipulation du contrat d'assurance.

On se rend compte que les polices mixtes entraîneront pour les œuvres des charges supérieures à celles qui résultent des polices de responsabilité civile, car les risques qu'elles garantissent sont bien plus importants ; non seulement, en effet, ils sont le plus généralement identiques à ceux des professions auxquelles se préparent les mutilés, mais ils sont bien souvent accrus du fait de la diminution des moyens résultant de la mutilation, du manque d'entraînement et de l'inexpérience lorsqu'il s'agit de réapprentissage.

Ces diverses causes entraîneront une plus grande fréquence du nombre des accidents, laquelle n'étant pas couverte par le régime spécial relatif aux aggravations, restera à la charge des œuvres, ce qui constituera un accroissement de risque.

Pour apprécier si la prime qu'on lui demande pour couvrir le risque est normale, l'œuvre n'aura qu'à la comparer aux primes perçues pour garantir les industriels exerçant les métiers auxquels s'adonnent les mutilés.

Si l'œuvre comporte la rééducation pour des professions différentes, il sera préférable de stipuler une prime moyenne applicable à l'ensemble, basée sur cette diversité, qu'une prime pour chaque atelier ou pour chacun des mutilés.

Étant donnés les usages de l'assurance-accidents et les formes très souples qu'elle a su adopter, surtout depuis la naissance des assurances sociales, rien n'est plus aisé, on le voit, que de donner sécurité matérielle et tranquillité morale par ce moyen aussi bien aux œuvres de rééducation de nos mutilés de la guerre qu'aux glorieux combattants dont elles ont pris en main la protection et l'avenir.

# RÉÉDUCATION FONCTIONNELLE
## DES
# AMPUTÉS DU MEMBRE SUPÉRIEUR
## POUR LES TRAVAUX DE CULTIVATEURS

PAR

le D⁻ NOVÉ-JOSSERAND     et     le D⁻ BOUGET
Professeur agrégé à la      Médecin aide-major de 2ᵉ classe,
Faculté de médecine de Lyon,    Médecin-chef de l'atelier militaire
Médecin-major de 1ʳᵉ classe,        de prothèse de Lyon.
Médecin-chef
du centre orthcpédique de Lyon.

Dans toutes les statistiques actuelles d'amputés
de la guerre, on est frappé de l'énorme proportion
d'agriculteurs mutilés. Il est certain que les terriens fournissent 60 p. 100 de ceux qui passent
dans notre centre, réclament leur appareillage et
nécessitent des études spéciales de rééducation
fonctionnelle et professionnelle.

Dans ces conditions, il nous a semblé indispensable de nous occuper tout spécialement du sort
de nos agriculteurs. Nous avons toujours été
guidés par notre désir de rendre à la terre le plus
de mains possible. Il est certain que ce n'est pas
au moment où toutes les énergies seront nécessaires
à notre pays qu'il faudrait laisser inutilisées ou
égarées des forces telles que celles que peuvent
encore représenter la plupart de nos mutilés.
La terre risque de manquer d'hommes, il faut
donc que tous ceux qui peuvent encore et la faire
vivre et vivre d'elle, retournent à la terre.

Trop souvent, les amputés arrivent à notre
centre sans aucune idée de ce qu'ils peuvent faire
pour eux-mêmes, ni des services qu'ils peuvent et
doivent encore rendre à la société.

La plupart des amputés du membre supérieur
s'imaginent que leur moignon est définitivement

inutilisable, et lorsqu'à l'un d'eux on démontre qu'un appareil lui est indispensable, qu'avec certains outils, il peut bêcher, piocher, faucher, faire tous les travaux qui lui sont familiers et qu'il songeait déjà à abandonner, on assiste toujours à une véritable résurrection morale. Car si la grande ville tente beaucoup les jeunes parmi ceux de la campagne, par contre tous les hommes qui ont eu le temps de connaître leur terre et de l'aimer, ne peuvent se résoudre facilement à la quitter.

**Préparation du blessé.** — Pour arriver à bien utiliser les moignons du membre supérieur en vue d'une fonction aussi importante, il faut avant tout leur rendre la souplesse et la force.

Nous recherchons la mobilité de toutes les articulations ; non seulement les mouvements complets de l'épaule et du coude sont nécessaires, mais ceux de pronation et de supination sont, pour les amputés d'avant-bras, d'une grande importance. En leur rendant la force musculaire, en faisant disparaître l'œdème du moignon, nous permettons au blessé de faire facilement son travail, sans se lasser, partant, avec plus d'entrain.

Enraidissements articulaires, œdème et atrophie musculaire doivent donc être traités avant tout.

Dans le laboratoire du D$^r$ Amar, nous avions remarqué les résultats physiques obtenus par la mécanothérapie active que représente son cycle ergographique; nos études sur l'effet du massage des moignons œdémateux de la cuisse nous avaient, d'autre part, appris la valeur de ce traitement.

Actuellement, nous soumettons aux massages réguliers tous les moignons du membre supérieur un peu gros, toutes les articulations enraidies,

et nous en avons toujours eu régulièrement
d'excellents résultats.

Nous avons réalisé d'une façon simple une copie
de l'appareil de M. Amar pour les mouvements
des moignons de bras. Chaque fois nous avons
gagné beaucoup en amplitude et en force. Nous y
avons adjoint des mouvements de circumduction
des moignons.

Enfin nous n'avons jamais négligé de faire faire
à nos blessés de la gymnastique du bras sain,
surtout lorsqu'il s'agissait d'amputés du membre
supérieur droit, cherchant ainsi et réussissant, en
donnant plus de force au membre sain, à faciliter
le travail de l'homme et à en augmenter l'adresse.

On sait que, pour les amputés de cuisse, la
marche précoce avec des appareils provisoires est
un excellent adjuvant du massage pour amener
le moignon à son état définitif. Il en est de même
pour le membre supérieur, où le travail avec un
*appareil provisoire* fait rapidement diminuer
l'œdème et rend la force au moignon.

L'usage de cet appareil est en outre un moyen
qui nous semble indispensable pour réaliser la
rééducation fonctionnelle, car il permet d'utiliser
dans ce but la période pendant laquelle le blessé
est retenu à l'hôpital pour la construction de son
appareil définitif et les formalités de sa réforme.

Chez nos ennemis, où la discipline sociale équi-
vaut la discipline militaire, Spitzy a pu créer à
Vienne un centre immense d'appareillage et de
rééducation, où tous les mutilés sont enrégimentés
et doivent subir une rééducation fonctionnelle et
professionnelle absolument complète avant d'être
libérés. Ce système offre au point de vue de la
société de grands avantages, mais nous croyons

qu'il serait mal accepté en France, où l'esprit de liberté de chaque homme supporterait difficilement une obligation semblable.

C'est pourquoi il est de première importance de rééduquer l'homme sans prolonger pour cela son séjour à l'hôpital et sans retarder sa libération. La durée de deux mois qui est généralement nécessaire pour la construction de l'appareil définitif suffit largement pour permettre une rééducation très suffisante des cultivateurs.

Nous croyons que cette rééducation se fera plus vite et mieux si les hommes sont groupés en petit nombre et triés de façon à écarter ceux qui sont systématiquement hostiles au travail. Il est en effet nécessaire que le moniteur puisse avoir une action directe sur chaque mutilé et qu'il fasse en quelque sorte de l'instruction individuelle et non pas de l'instruction collective. Il est également utile, quand cela est possible, que le moniteur soit lui-même un mutilé. Enfin, comme tout travail doit être producteur de salaire, il faut s'efforcer de faire utiliser le plus possible les hommes à des travaux salariés dès qu'ils sont en état de se servir de leur appareil.

En résumé, dès l'arrivée au centre, nous pensons qu'il faut pour les agriculteurs amputés du membre supérieur :

1º Les persuader, en s'en occupant individuellement, en causant avec eux, en leur montrant des camarades au travail, qu'ils peuvent travailler la terre ;

2º Les munir de suite d'un appareil provisoire et de porte-outils indispensables ;

3º Les faire travailler dans des emplacements spécialement aménagés, véritables «jardins d'expérience » où l'entraînement entre camarades fera plus encore que toutes les paroles ;

4° S'occuper de ce que leur appareil définitif s'adapte bien à leur profession et les munir des différentes « mains de travail » indispensables, suivant l'expression du D$^r$ Boureau.

Nous allons successivement étudier :

1° Les appareils provisoires que nous avons imaginés pour les agriculteurs amputés du membre supérieur ;

2° Les outils de travail qui nous semblent indispensables pour eux à la suite de nos recherches dont nous exposerons les moyens et les champs d'expérience ;

3° L'adaptation de ces outils à l'appareil-type définitif ;

4° Et enfin les résultats que nous avons obtenus et qui nous ont donné une entière satisfaction.

**Appareils provisoires du membre supérieur.** — Nous avons imaginé des appareils excessivement simples qui peuvent s'adapter à tous les moignons de bras ou d'avant-bras. Ces appareils sont donnés à l'arrivée dans notre centre à tous les blessés susceptibles de profiter d'une rééducation agricole systématique. Dès que ces blessés ont reçu leur appareil définitif, l'appareil provisoire leur est repris pour être adapté à d'autres blessés.

Cependant nos blessés demandent fréquemment qu'on leur laisse l'appareil provisoire, qui est plus léger et s'entretient plus facilement.

Cette mesure sera possible dorénavant grâce aux nouvelles dispositions ministérielles.

1° **Appareil de bras.** — *a.* **Premier appareil imaginé au centre** (fig. 10). — Il se compose d'un disque de bois dur porte-outils, maintenu par deux attelles métalliques : l'une, externe plus longue, l'autre interne. Toutes deux portent de petites attelles transversales coudées ; l'une de ces dernières, plus longue, encercle le moignon et, rivée à l'un des montants, coulisse sur l'autre.

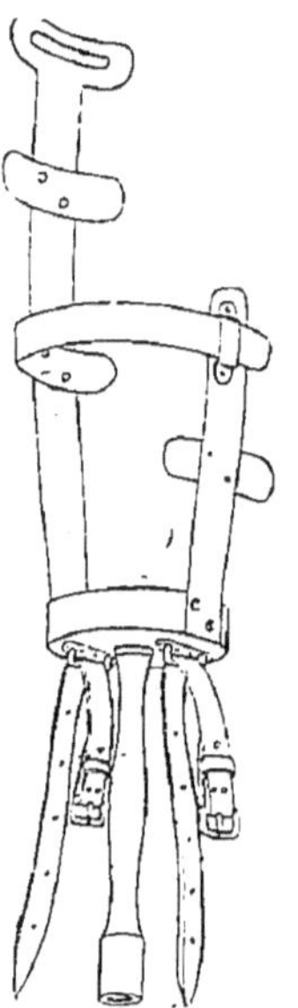

Fig. 10. — Appareil provisoire de bras.

Une pièce d'épaule, identique à celle de l'appareil définitif, suspend l'appareil. Le disque de bois porte une matrice porte-outils taraudée à 10/150 et deux passants symétriques pour la fixation de courroies qui servent au travail du blessé.

Le tout est maintenu en place sur le moignon par une sangle, un peu de coton et au besoin une bande de toile. Dans les moignons courts on fait un spica complet (fig. 11 et 13).

*b*. **Bras de travail Gillet (de Lyon).** — Cet appareil beaucoup plus perfectionné est plus qu'un appareil provisoire, on peut le considérer comme un véritable bras de travail ou de secours. La cupule est en fonte d'aluminium. Elle supporte trois montants en tôle d'aluminium, l'un externe, plus long, qui est réuni à la pièce d'épaule par une courroie réglable, les deux autres (antéro-interne et postéro-interne) sont réunis à leur partie supérieure par une autre plaque d'aluminium soutenant une petite poulie à gorge. Une corde à boyau partant des angles externes de la patte d'épaule, et de longueur réglable, coulisse sur cette poulie. Ce mode d'attache a de gros avantages sur ceux connus et permet de faire travailler avec une épaule libre et mobile, des hommes dont le moignon ne dépasse pas 5 centimètres. L'appareil est maintenu sur le moignon par une ou deux courroies suivant la longueur de celui-ci.

Nous ne pouvons énumérer ici les nombreux avantages de cet appareil, ils le sont dans une thèse de Lyon qui va être soutenue incessamment (thèse du Dr Charmot, Lyon).

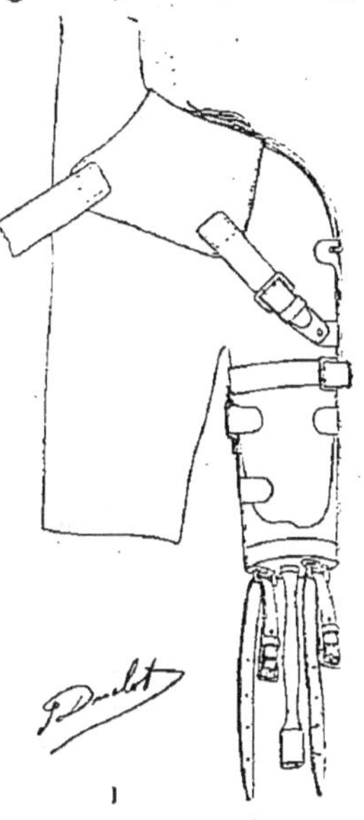

Fig. 11. — Appareil provisoire de bras.

Il faut cependant insister sur ce point que la possibilité de bonne utilisation de tels appareils réside surtout dans la perfection de leur mode d'attache à l'épaule.

2° **Appareils d'avant-bras** (fig. 12 et 13). — Ils sont basés sur le même principe d'un disque de bois et de deux montants d'acier, égaux dans ce cas et débordant chacun d'environ 20 centimètres le disque. A l'extrémité de ces deux montants, deux tirants de cuir se rivent et vont se fixer à un brassard de cuir qui maintient l'appareil, tandis qu'avec un peu de coton et une bande de toile enserrant les montants sur l'avant-bras, l'appareil est exactement fixé et mis en place. Le brassard est, d'autre part, suspendu à l'épaule

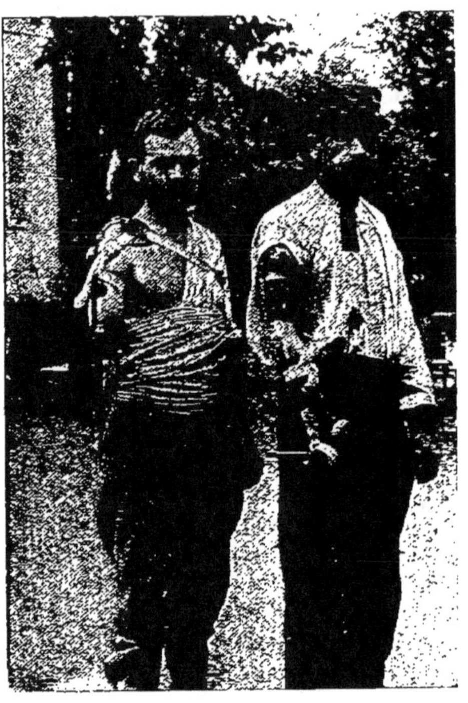

Fig. 12. — Appareil d'avant-bras.

par une petite sangle qui, se croisant au-dessus d'elle, coulisse sous l'aisselle opposée.

En décrivant ces deux genres d'appareils, nous ne tenons nullement à en démontrer la perfection, nous sommes persuadés que des modèles très différents et peut-être plus simples peuvent rendre les mêmes services, mais nous désirons seulement dire qu'avec eux, nos hommes ont pu parfaitement se livrer aux travaux pénibles de la terre et que, grâce à eux, leurs dernières semaines d'hospitalisation n'ont pas été perdues, puisque, pendant ces jours d'attente de leur appareil définitif, nous avons pu donner à ces blessés une

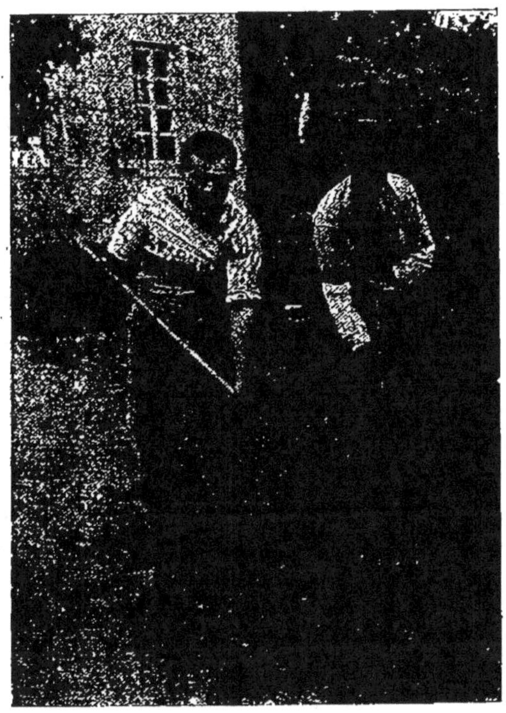

Fig. 13. — Amputés d'avant-bras au travail.

rééducation professionnelle suffisante et surtout leur démontrer qu'ils pouvaient et devaient rester à la terre.

**Mains de travail pour agriculteurs amputés.** — Dès que la question de l'appareillage de nos mutilés s'est posée, de nombreuses recherches ont été faites pour arriver, au moyen de pinces, à suppléer la main disparue.

La première tendance, encore fort généralisée

aujourd'hui, a été de donner à ces hommes une pince universelle. De là sont sortis des outils fort ingénieux, tels que la pince du Dr Amar, la pince Louis Lumière de Lyon, la pince d'Estor. Tous ces appareils ont des qualités et une réelle valeur. Ils permettent, avec de l'adresse et de la rééducation, le travail, presque complet, à certaines catégories d'ouvriers, tels que les menuisiers ou les ajusteurs.

Mais ces appareils ne sont pas bien utilisables pour les agriculteurs. Nous sommes d'ailleurs, à ce sujet, absolument de l'avis de M. Boureau (1) et croyons avec lui que non seulement on ne peut pas compter trouver un outil universel pour toutes les professions, mais que, dans chaque profession, il sera nécessaire de munir le blessé de porte-outils ou de pinces multiples de formes différentes et répondant tous à des besoins différents.

Nos moyens d'études ont été les mêmes procédés d'expérimentation que ceux de M. Boureau. C'est en examinant le travail des agriculteurs, c'est en écoutant leurs desiderata que nous avons trouvé ou adopté les différents instruments que nous allons décrire.

Nos champs d'expériences ont été l'École Joffre qui, dans ses immeubles de Tourvielle, possède une école d'horticulteurs et sur les terrains de laquelle a été créé l'atelier militaire d'orthopédie ; l'École Sandar de Limonest, école uniquement agricole à qui nous devons beaucoup, et enfin les différents jardins d'expériences qui ont été mis à notre disposition et où nous nous livrons à la rééducation rapide de nos agriculteurs.

(1) Dr BOUREAU, *Paris médical*, 27 mai 1916.

Voici d'abord les porte-outils, parmi ceux déjà connus, que nous avons adoptés pour nos blessés et que nous croyons appelés à rendre les plus grands services.

1º **Main de terrassier du D^r Boureau.** — Après avoir exposé les nombreux inconvénients que l'anneau classique présente pour les travaux de terrassement, le D^r Boureau décrit de la manière suivante son porte-outil :

« Pour supprimer cette longue série d'inconvénients, j'ai songé à donner à l'anneau la mobilité du poignet : oscillation dans le sens antéropostérieur et rotation dans le sens latéral des mouvements de pronation et de supination.

«Pour cela, je l'ai suspendu à une fourche par les extrémités d'un de ses diamètres et j'ai rendu cette fourche elle-même mobile sur son axe. Un crochet fixé à l'extrémité suit tous les mouvements de l'anneau et peut avancer ou reculer dans la circonférence au moyen d'un pas de vis.

« On obtient de la sorte les mouvements de circumduction du poignet sur une très grande étendue, aussi bien pour l'anneau que pour le crochet.

« Les deux pièces ont une ouverture qui peut recevoir très librement tous les manches d'outil ordinaires, pelles, fourches, charrues, brouettes.

« Le crochet permet de fixer l'outil par pression dans l'ouverture de l'anneau. Mais, fait intéressant, qu'on constate en observant un ouvrier armé de l'instrument, ce n'est que rarement qu'il utilise la vis de serrage. Il préfère laisser sa pelle ou son râteau jouer très librement dans l'anneau. Il évite encore mieux les secousses, il avance ou recule le manche avec une très grande aisance, il opère comme l'ouvrier normal qui, en ratissant, serre la main droite sur le manche, tandis que la main gauche, transformée en anneau large, le laisse glisser entre les doigts à demi fléchis. »

Nous croyons que, pour la construction de cet appareil, il importe en outre que la distance du sommet de la fourche à la partie proximale de l'anneau soit d'au moins 2 à 3 centimètres pour permettre à l'extrémité du manche de l'outil, que le blessé serre dans certains cas au moyen de la vis du crochet et qui déborde fatalement un peu, de ne pas accrocher la fourche.

2º **Main de vigneron du D$^r$ Boureau.** — Nous pensons aussi que cet instrument est appelé à rendre quelques services. L'auteur en fait une description complète à la page 115.

Voici maintenant les porte-outils que nous avons le plus expérimentés et que nous tenons à faire connaître, tant leur emploi nous a semblé devoir se généraliser dans l'avenir.

3º **Porte-outil de Jullien** (fig. 14). — Cet instrument a été imaginé par M. Jullien, de Lyon, pour servir à la rééducation des amputés de l'École Sandar; il a bien voulu le mettre à notre disposition. Nous l'avons, depuis, expérimenté de la façon la plus suivie, et c'est après en avoir vu tous les excellents résultats, que nous le décrivons.

Il est certain que la main de travail doit en général, pour l'agriculteur, tendre à fixer l'extrémité d'un manche d'outil : pelle, pioche, trident, etc., d'une manière solide, tout en laissant à cet outil tous les mouvements possibles dans tous les axes et sur tous les plans.

La main de terrassier de Boureau réalise assez bien cette condition ; cependant il y aura toujours un plan, d'ailleurs variable avec le degré de rotation de la fourche, où les mouvements de latéralité ne pourront pas se faire ; c'est précisément le plan de cette fourche. L'homme devra alors, pour les réaliser, tourner dans sa main valide le manche de son outil pour faire varier le plan de la fourche.

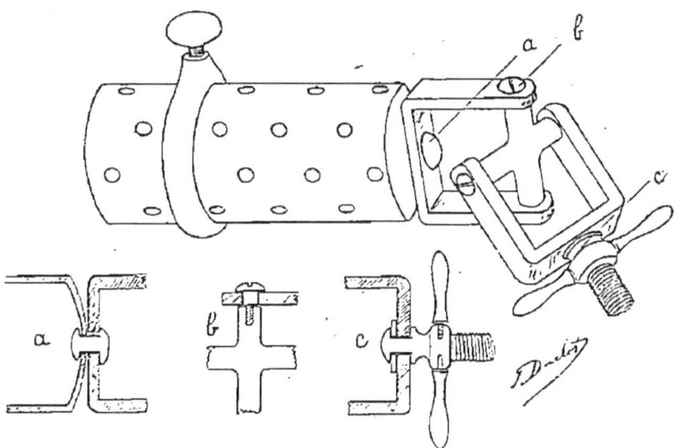

Fig. 14. — Porte-outil de Jullien pour agriculteur.

Ce mouvement est une complication sérieuse ; il faudra, en effet, que l'homme, pour rejeter par exemple dans certaines directions une pelletée de terre, déplace son corps tout entier, s'il n'a eu soin de rechercher, pour chaque travail, sous quel angle plus ou moins favorable il doit fixer un manche d'outil dans l'anneau, avant de visser le crochet qui fait pression sur ce manche.

Le porte-outil de Jullien supprime complètement ces mouvements. En voici rapidement la description avec les quelques modifications mécaniques que nous y avons apportées sans en changer ni la forme, ni le principe.

Il se compose, comme le montre la figure 5, d'un tube d'acier de 37 millimètres perforé d'orifices. Ce tube est long de 8 centimètres et porte à sa partie postérieure un fond d'acier soudé à l'autogène ou solidement brasé. Autour de ce tube, coulisse un cercle d'acier avec une vis qui vient à travers un des orifices serrer le manche de l'outil et le maintenir solidement immobile dans le tube.

De cette manière, la prise de l'outil est très fixe ; alors que, dans un anneau, un manche même fortement serré est toujours mal maintenu, dans ce tube, au contraire, outil et porte-outil ne font qu'un.

Entre le fond du tube et l'appareil de l'amputé se trouve une pièce de cardan en acier corroyé montée avec des vis à portée, comme le montre le schéma (*b*).

Cette pièce permet tous les mouvements d'inflexion. Elle est réunie au tube par une articulation rotative (*a*) et à l'appareil par une autre articulation semblable (*c*). La tige filetée qui se visse dans l'appareil supporte deux petites tiges qui permettent justement de la visser. Tel quel, l'appareil est robuste ; il permet par sa cardan tous les mouvements de haut en bas et de droite à gauche ; par ses deux articulations de rotation, tous les mouvements sur tous les plans et dans tous les axes.

4° **Mode d'attache par courroies.** — Nous avons parlé tout à l'heure de l'œuvre de Spitzy à Vienne. Elle nous a été connue par un opuscule rempli de photogravures montrant différents mutilés en voie de rééducation.

Sur ces gravures, plusieurs amputés du membre supérieur se livrent aux travaux d'agriculture.

Nous avons cherché à voir par quel mode d'attache les outils étaient maintenus, et il nous a semblé qu'ils l'étaient au moyen de courroies. Nous avons essayé ce mode d'attache sur nos appareils provisoires qui portent, comme nous l'avons dit, deux passants rivés à cet effet sous leur disque de bois. Dans chacun de ces passants nous fixons une courroie. Le blessé peut saisir et entourer solidement le manche de n'importe quel outil au moyen de ces deux courroies. Celles-ci laissent à l'outil une grande mobilité dans tous les sens ; mais cependant cette mobilité est moindre qu'avec l'appareil de Jullien, surtout dans le sens latéral, et d'autre part l'outil est fixé d'une manière moins effective à l'appareil. En somme, fixation et mobilité moindres. Cependant, dans nos recherches de rééducation, ce système de courroies nous a rendu de grands services. Il peut, d'autre part, présenter pour l'individu de réels avantages, lui permettant de prendre de nombreux objets, de les mieux maintenir qu'avec un simple crochet, de saisir et de fixer surtout des manettes ou des organes de direction qu'un anneau tournant ou que l'outil de Jullien ne pourraient prendre en raison de leurs formes diverses.

5° **Courroie à rotule d'Aubert.** — La maison Aubert frères de Lyon, orthopédiste, a construit et fait breveter un système d'attache intéressant. Une large courroie de cuir chromé est fixée à l'appareil par l'intermédiaire d'une rotule lui laissant une mobilité appréciable. Le manche d'outil est adapté dans ce collier et fixé à lui par

une contre-sangle de collet qui l'enserre solidement. L'outil est bien maintenu ; malheureusement,
la mobilité d'une rotule est chose fort limitée et
l'appareil, intéressant à étudier, ne rend pas des
services semblables à celui de Jullien.

**Adaptation des mains de travail à l'appa-
reil définitif.** — Nous sommes, d'après les
résultats que nous exposons plus loin, partisans
de donner à nos agriculteurs amputés du membre
supérieur et ayant un moignon utilisable, c'est-
à-dire égal ou supérieur au tiers supérieur du bras,
les outils suivants que nous jugeons indispensables à leurs travaux, en dehors de l'anneau et
du crochet classiques :

Un porte-outil de Jullien ;

Un anneau tournant de Boureau ;

Une paire de courroies fixées comme nous
l'indiquerons plus bas.

Question importante à noter dans l'intérêt du
Trésor : le prix de ces trois appareils n'atteint pas
celui d'une pince universelle, de la pince d'Amar
par exemple.

Pour qu'un appareil définitif, du type dit appareil de travail, soit utilisable pour un cultivateur,
il faut veiller tout spécialement à son exécution et à la solidité des pièces qui le com-
posent. Mais trois points sont spécialement à
retenir.

1º Pour les amputés du bras, le mode de fixation par l'intermédiaire d'une pièce d'épaule doit
être bien adapté et ne pas tourner. Dans ce but,
nous croyons qu'il importe que cette pièce scapulaire soit plus large aux extrémités qu'au centre,
de manière à ce qu'elle s'appuie bien aux saillies
de l'épaule, et en particulier à la coracoïde, ce qui

l'empêchera de glisser en dehors ou de tourner en avant ou en arrière.

2° Pour les amputés d'avant-bras, la pièce antibrachiale doit être bien adaptée ; pour cela, il suffit que l'articulation du coude soit sur un bon axe, c'est-à-dire passe bien au niveau de l'épitrochlée et de l'épicondyle. De cette manière, dans la flexion, il n'y aura pas de bâillement de l'appareil en arrière du coude et l'appui de la force se faisant sur tout l'avant-bras ne blessera pas l'extrémité du moignon qui, dans le cas contraire, porte trop fortement sur l'appareil.

3° Enfin et surtout, mais c'est là une chose connue et définitivement admise, la cupule de l'appareil doit être rapprochée le plus possible de l'extrémité du moignon pour ne pas allonger inutilement le bras de levier et fatiguer ainsi le blessé en lui enlevant de sa force. Les pas de vis de l'outil de Jullien et de l'anneau de Boureau, étant de 10/150, s'adapteront aux cupules de n'importe quel appareil.

Pour ce qui est des courroies, elles seront glissées dans deux passants en fil d'acier, dit « corde à piano », volumineux et résistants, rivés à la cupule dans une direction tangentielle et symétriquement par rapport à l'orifice taraudé.

**Résultats obtenus et manières d'utiliser les différentes mains de travail suivant les outils à employer.** — Les résultats que nous avons obtenus sont excellents. Le point capital est d'arriver à persuader des hommes souvent butés, qu'il est de leur intérêt de travailler, qu'ils le peuvent et qu'ils le doivent. Comme nous l'avons dit tout à l'heure, l'exemple fait plus pour cela que bien des paroles.

Ceci fait, le résultat sera toujours le même : un cultivateur se rééduquera en quelques jours avec un appareil provisoire, le porte-outil de Jullien et les courroies, un anneau et un crochet.

Il prendra rapidement goût au travail et, lors-

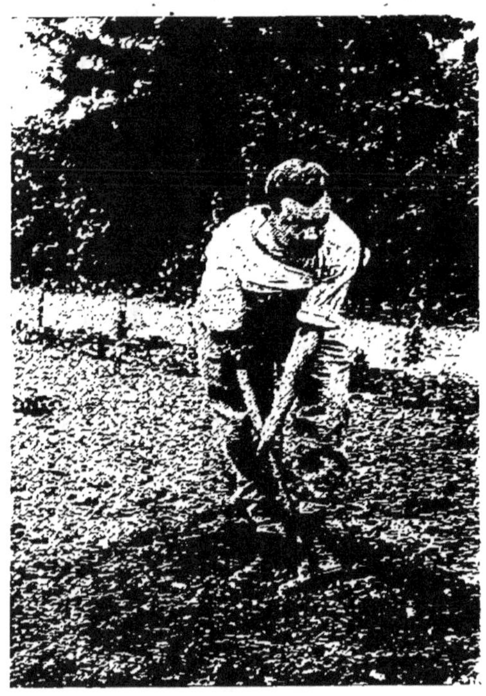

Fig. 15.

qu'il sera appareillé définitivement, il partira chez lui, heureux de reprendre ses travaux habituels.

Il peut en effet manier facilement n'importe quel outil ; nous allons rapidement énumérer de quelle manière il le fait.

1º **Bêche.** — Le porte-outil de Jullien se fixera à l'extrémité du manche, qui sera naturellement

droit et un peu long. La main restante saisira
le manche et dirigera tous les mouvements de la
bêche qui sera parfaitement mobile en tous sens
et possédera un point d'appui parfaitement
solide. La plupart des cultivateurs tiennent leur

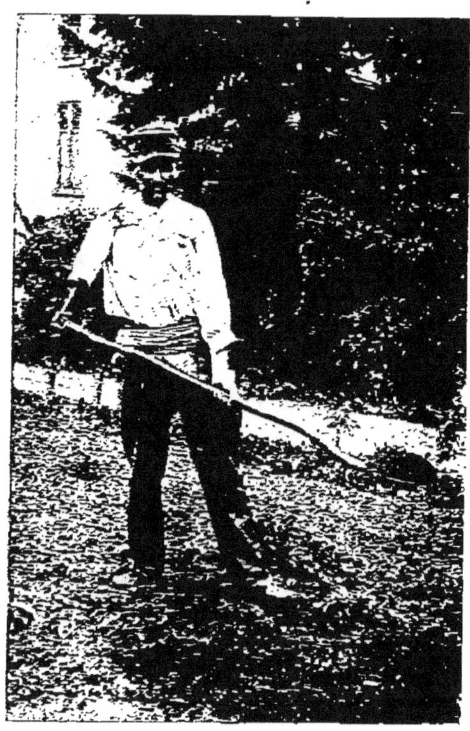

Fig. 16.

bêche de la manière suivante : la main droite
saisit la partie supérieure du manche et la main
gauche son tiers inférieur ; il y aura donc pour
tout amputé du membre supérieur gauche une
petite difficulté, la main droite devant dorénavant
jouer le rôle inverse ; cette rééducation se fera
en quelques instants et n'arrêtera jamais les
résultats.

Les courroies peuvent aussi être utilisées par les amputés ; lorsque leur manche se terminera par un T, il leur sera facile de le fixer par leurs deux courroies et, là encore, ils bêcheront facilement. Mais, d'après tous ceux qui ont essayé

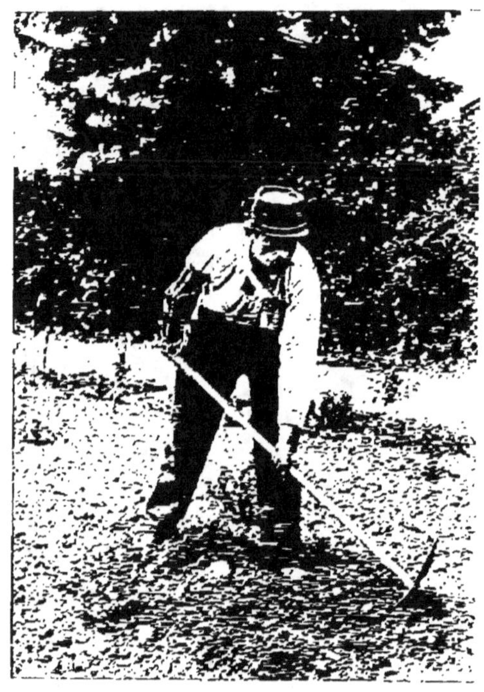

Fig. 17.

les deux modes de travail, le porte-outil de Jullien est préférable, assurant mieux la prise de l'outil et lui laissant une grande mobilité.

2° Trident, fourche, pelle et pioche (fig. 15, 16 et 17). — Là encore, le porte-outil de Jullien est le meilleur instrument qu'on puisse donner aux amputés, sa mobilité seule permettant de jeter en tous sens, de charger et d'égaliser. Nous

avons vu charger du foin par un amputé d'avant-
bras, muni pour la première_fois de cet appareil,
aussi bien et aussi rapidement que ses camarades qui avaient leurs deux mains valides.

Ajoutons que deux amputés, l'un d'avant-bras,

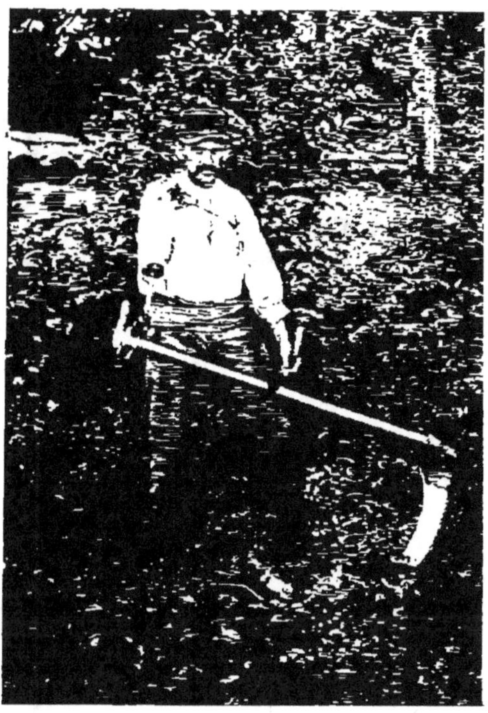

Fig. 18.

l'autre du bras au tiers supérieur, avec qui nous
avons fait nos premiers essais, simplement munis
d'appareils provisoires et de courroies, tra-
vaillèrent d'emblée pendant plusieurs demi-
journées sans fatigues excessives.

3° **Faux** (fig. 18). — Ici surtout les amputés
sont persuadés qu'ils ne peuvent plus faucher.
Or, tous ceux que nous avons rééduqués dans ce

sens, sont arrivés à des résultats excellents.

*a.* **Amputés du bras**. — Dans ce cas, le point d'appui, je veux dire la cupule est haute, il faut donc y ajouter une tige rigide de quelques centimètres (8 à 10), à l'extrémité de laquelle nous fixerons l'appareil de Jullien (1).

Avec cet appareil, nous saisirons l'extrémité supérieure du manche, c'est-à-dire que les amputés du bras droit devront se servir d'une faux de gaucher et ceux du bras gauche d'une faux normale.

*b.* **Amputés d'avant-bras**. — Ici le moignon est long et la réalisation sera plus facile. C'est ainsi que deux amputés d'avant-bras droit que nous avons rééduqués ou observés, fauchaient parfaitement tous deux, avec une faux ordinaire, l'un avec son anneau, l'autre avec son crochet, ces instruments fixant la traverse de la partie moyenne du manche, c'est-à-dire la poignée.

Dans ce cas, il est à noter que le moignon devient le membre actif, alors que dans les autres travaux il restait passif.

*c.* Nous avons construit sur les indications de M. Jullien une sorte de clef spéciale pour permettre à ces hommes de saisir leur faux pendant qu'ils ont à la battre. Cette clef encercle la lame, qui est fixée par une simple cale de bois. L'outil est rudimentaire, mais il est résistant et suffisant.

4° **Râteau et racloir**. — Là encore, le porte-outil Jullien et les courroies peuvent rendre les mêmes services. Mais l'homme peut, comme le montre M. Boureau, laisser simplement coulisser

(1) Le manche que saisit l'outil de Jullien doit être modifié et perpendiculaire à sa direction normale.

le manche de son outil dans l'anneau tournant qui sert ainsi de guide.

**5⁰ Brouette, arrosoir.** — Les courroies, l'anneau tournant de Boureau, une bricole passant sur les deux épaules, analogue à celle qui sert à porter les brancards, un anneau ordinaire et même un simple crochet, tout peut être utilisé suivant l'adresse de l'individu et suivant le poids de la charge. Il sera bon, comme arrosoirs, d'employer ceux qui présentent une manette supérieure passant au-dessus de leur orifice. Il sera, dans ces conditions, plus facile de les saisir et de les maintenir pour les transporter.

**6⁰ Charrues.** — « Pour conduire sa charrue, l'homme se sert très avantageusement du porte-outil de Jullien à la condition d'enlever l'anneau de serrage de cet appareil, afin qu'il puisse dégager brusquement l'outil du manche de la charrue en cas de mouvements de l'attelage. Pour les amputés de bras, une tige de longueur suffisante avec ressort antivibrateur est interposée entre l'appareil et le porte-outil.

Des concours agricoles organisés par l'initiative privée d'abord, par la Société d'enseignement professionnel du Rhône et par l'Association d'Assistance aux mutilés et dirigés par un agriculteur de carrière, M. Deville, ont montré aux amputés la possibilité d'un travail effectif exécuté dans les mêmes délais de temps que par un homme valide. Ces concours ont comporté des épreuves de bêche, de faux et de charrue (1). »

Nous ne pouvons terminer sans dire un mot des désarticulés de l'épaule et des moignons de bras pratiquement inutilisables.

(1) Voir CHARMOT, Thèse de Lyon, 1916.

Ces hommes peuvent encore être rééduqués, car il leur est possible, avec de l'adresse, de travailler avec une seule main. Ils se servent de manches terminés en T. L'outil, une bêche par exemple, étant enfoncée en terre, ils se penchent et appuyent le T à leur genou ; ils peuvent ainsi soulever l'outil et, avec de l'habitude, rejeter la terre. Dans ces conditions, le travail est lent, la rééducation très longue, cependant les résultats sont satisfaisants.

Nous avons imaginé pour de tels hommes qu'il serait bon de leur passer une bricole de cuir en écharpe sur l'épaule, portant un anneau de hauteur réglable qui, venant se fixer à un crochet serré au manche de l'outil, permet, par un effort des reins, de soulever et de rejeter la terre. L'emploi de ce système est pénible et fatigant. Cependant, nous avons eu un mutilé qui bêchait fort bien de cette façon.

## Conclusions.

1º Tout moignon du membre supérieur, à partir du tiers supérieur du bras, est utilisable et doit être utilisé.

2º Les médecins traitants rendront le plus grand service aux agriculteurs amputés du membre supérieur qui passeront dans leurs formations, en leur expliquant, en leur persuadant qu'ils peuvent encore travailler la terre, et qu'on leur en donnera les moyens dans leur centre d'appareillage.

3º Tout moignon doit être préparé au travail. On doit lutter contre l'enraidissement et l'atrophie par le massage et la mobilisation active.

4º Il importe, sitôt qu'un mutilé cultivateur amputé du membre supérieur arrive au centre d'appareillage, qu'il soit muni de suite d'un appareil provisoire qui permettra de le rééduquer pendant la seule période où nous puissions l'avoir en main, c'est-à-dire pendant qu'il attend son appareil et sa réforme.

5º Il faut donner à l'agriculteur des porte-outils indispensables à sa profession, en dehors de l'anneau et du crochet réglementaire. Nous proposons :

L'anneau tournant de Boureau ;

Le porte-outil de Jullien ;

Les courroies.

6º Nous pensons enfin que, dans l'intérêt des blessés, il faut que certains de ces appareils se généralisent. Nous signalons tout spécialement l'intérêt qui s'attache au porte-outil Jullien.

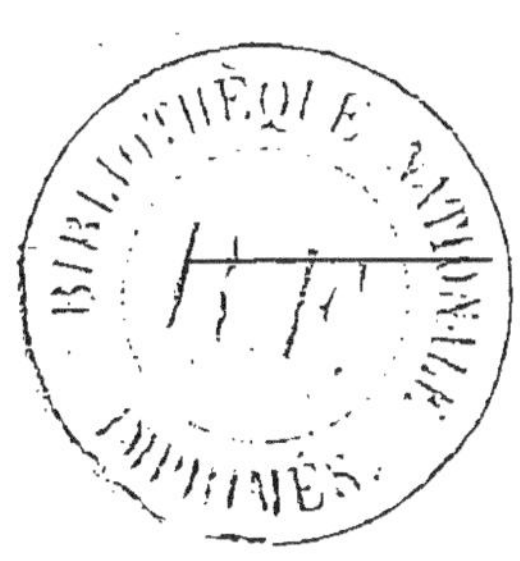

# LA RÉÉDUCATION AGRICOLE
## DES MUTILÉS

PAR

**le Dr BOUREAU,**
Médecin aide-major de 1re classe,
Chirurgien de l'Ambulance 7/9.

## I. — RÉADAPTATION DES AMPUTÉS DE BRAS AUX TRAVAUX AGRICOLES

*Comment doit être orientée la réadaptation des mutilés.* — Ainsi que la Vénus de Milo, l'agriculture manque de bras. Ce fait date d'aussi longtemps que la vieille plaisanterie qui le constate.

Que sera après la guerre cette pénurie d'ouvriers agricoles? Pire qu'avant les hostilités. Notre armée compte 70 p. 100 de cultivateurs, logiquement la même proportion doit exister parmi les amputés du membre supérieur.

Or on évalue, à des chiffres qu'on n'ose énoncer, le nombre de ces mutilés, sans compter les impotences partielles des mains et des doigts.

Il faut donc à tout prix ramener au sol cette armée d'invalides, replanter dans leur village ces malheureux que la lutte nous a obligés de déraciner. Sans quoi, qui cultivera le sol national?

Il semble qu'on ait souvent mal compris ce devoir impérieux.

Les sociétés d'assistance, les centres de rééducation cherchent à placer le mutilé, à lui donner des professions ou des postes de fonctionnaires sans trop se préoccuper de son origine professionnelle.

On admet trop facilement, de complicité avec lui, que sa blessure l'éloigne définitivement de la culture du sol, et on lui cherche « la petite place tranquille » qu'assure le budget de l'État.

En visitant un centre de rééducation j'aperçus un borgne qui se livrait à des travaux de mathématiques. Il m'explique qu'il était autrefois cultivateur, qu'après avoir perdu un œil, au front, il avait été admis dans l'école de rééducation pour y préparer le concours de commis des contributions indirectes. Pourquoi ne pas lui avoir fait comprendre que son infirmité ne l'empêcherait pas de se livrer à ses anciens travaux? Pourquoi ne pas lui avoir donné le moyen de se réinstaller dans son village? Ce sont des erreurs d'une assistance mal comprise.

Et, cependant, quand on y réfléchit et quand on juge les quelques essais qui ont été tentés, c'est encore sur le sol, par le travail de la terre que le mutilé trouvera le plus sûrement ses ressources journalières et son indépendance. Le labeur agricole est très varié, l'ouvrier peut se spécialiser dans une des multiples occupations de la vie de campagne. La vie sera plus facile au village pour l'invalide. Sa pension de 700 ou 800 francs a plus de valeur dans un petit centre que dans une ville. On y trouve plus facilement secours et assistance auprès de ses voisins.

Enfin j'ai déjà constaté, par un certain nombre d'essais, que la prothèse est plus facile chez un travailleur de la terre que pour toute autre profession. Les mouvements qu'il s'agit de suppléer sont moins compliqués que dans les professions urbaines.

Ce faisceau de raisons m'a engagé à étudier plus spécialement la réadaptation du mutilé aux travaux agricoles.

Ce recours à la terre et à ses travaux peut se faire *sans appareil prothétique.* G. Bourrillon, à l'hôpital de Saint-Maurice, a cherché l'utilisation des moignons et obtenu, paraît-il, de bons résultats.

La réadaptation peut se faire avec des *appareils prothétiques* spécialisés pour chaque variété de travail. Je l'ai déjà tentée avec un nombre respectable de succès. On trouvera dans une précédente étude les divers outils ou mains de travail qui m'ont servi (1).

Enfin, troisième mode de réadaptation, ce n'est plus à l'appareil prothétique qu'on s'adressera, mais *à la machine, à l'outil agricole qu'on demandera de vouloir bien se plier aux exigences du mutilé.*

La rareté de la main-d'œuvre multipliera les machines agricoles dont le prix de revient sera de plus en plus inférieur à celui du moteur humain. Le nombre des amputés sera tel que les constructeurs n'hésiteront pas à modifier légèrement leurs modèles pour les adapter à l'invalide.

Il suffira parfois d'une modification légère, de déplacer un levier, et le transformer pour permettre à un amputé de se servir d'une faucheuse, d'une charrue, d'un râteau mécanique. C'est la recherche de ces modifications mécaniques qui est le but d'un des chapitres suivants. Je n'ai pas la prétention de résoudre un problème aussi vaste, mais je désire en donner quelques solutions et surtout indiquer à nos ingénieurs une voie féconde pour l'agriculture et pour nos blessés.

On me permettra de procéder par ordre et de consacrer quelques lignes à énoncer les idées géné-

(1) Bras de travail et mains de travail, par le D<sup>r</sup> BOUREAU (J. B. Baillière et fils, édit., 1 vol. in-8, 1 fr. 50).

rales que j'ai déjà émises sur l'équipement d'un amputé en vue du travail.

***Fonctions que doit remplir un appareil prothétique du membre supérieur destiné au travail agricole.*** — L'appareil ne peut donner qu'aide et assistance au bras valide. Exiger de lui des travaux de précision, lui demander des travaux de force dans lesquels il jouerait le premier rôle semble peu logique. Il doit être l'humble serviteur du bras valide à la façon de notre main gauche qui, dans la vie courante, n'est que l'humble servante de notre droite.

L'observation, du reste, en donne journellement la preuve. Un amputé du bras droit sous l'empire de la nécessité fait vite remplir à son bras gauche les fonctions que remplissait le droit.

Cette rééducation instinctive commence le premier jour, où, convalescent, il essaie plus ou moins adroitement de manger seul sa soupe. Elle se fait rapidement ; nous avons tous vu nombre d'amputés parvenir en deux ou trois mois à écrire très correctement de la main gauche. Puisque dans la vie familiale, cette transposition des mouvements de la droite en mouvements de la gauche se fait bien, il est possible de compter sur elle dans la vie professionnelle. Il est, en effet, plus difficile de mobiliser la plume de la main gauche que de manœuvrer un marteau.

Donc, première conclusion : *chez tout manchot, nous n'avons qu'à chercher à suppléer le bras et la main gauches. Nous ne devons créer qu'un membre complémentaire, un auxiliaire du bras valide.*

Seconde conclusion logique : *pour satisfaire les exigences d'une profession, il suffira de préciser les fonctions de la main gauche pendant le cours*

*du travail et de chercher les moyens artificiels de
la suppléer.*

Chaque profession doit être étudiée séparément.
Cette étude doit se faire sur un ouvrier valide en
cours de travail. Noter soigneusement les mouvements du bras droit et inscrire parallèlement
en regard les mouvements, les attitudes, les différentes positions de la main gauche pendant la
même période.

Disséquant ainsi soigneusement les différentes
phases du travail, vous obtenez en série toutes les
exigences imposées à la main gauche. Dans beaucoup de professions, les services qu'elle rend sont
multiples, dans un certain nombre, très peu variés.
Le même mouvement, la même attitude revien-
nent continuellement.

Il est très curieux de voir qu'en général ces
mouvements de la main gauche sont très simples,
peu nombreux, n'agissent que dans un seul axe
et souvent dans une direction constante. J'ai
cité des exemples de cette méthode de dissociation
des mouvements sur un certain nombre de professions. Je ne les rappelerai pas ici renvoyant
le lecteur à un article du *Paris Médical* (27 mai
1916), mais je dois dire que l'étude en est des plus
fructueuse. Elle permet de suppléer la main
gauche dans une profession donnée très rapidement à l'aide d'un ou de deux outils créés dans
ce but. Les mains de travail pour quelques professions que j'ai présentées à la Commission d'orthopédie en sont des exemples.

En résumé, la prothèse du membre supérieur
consiste à donner à ces amputés un mécanisme
extrêmement simple, souvent rudimentaire, peu
coûteux, mais adapté aux mouvements complé-

mentaires dont il a besoin et qui n'a aucun rapport avec la forme d'un bras ou d'une main anatomique. C'est ainsi que pour toute une série de professions : jardiniers, viticulteurs, laboureurs, imprimeurs, facteurs, terrassiers, mécaniciens même une série d'appareils rend plus de services qu'un membre mécanique ingénieusement compliqué.

*De la valeur des divers amputés du membre supérieur au point de vue du travail agricole.* — Laissant de côté son coefficient personnel basé sur son adresse, son intelligence, ses connaissances agricoles antérieures, tout amputé ou infirme du membre supérieur a une valeur en rapport avec la longueur de son moignon.

L'appareil de prothèse n'a de valeur que par le levier huméral qui le met en mouvement. Plus le levier sera court, plus sa puissance sera limitée ; arrivé à une certaine limite, il n'a plus d'action : le bras pend inerte le long du thorax.

Jusqu'ici, on a mesuré les moignons en prenant pour point de départ le bord antérieur de l'aisselle ; il me semble qu'il vaudrait mieux prendre un repère moins variable, un point osseux huméral.

Si on mesure un bras d'homme du sommet de la tête humérale (exactement sur la pointe de l'acromion) à l'épicondyle, on trouve en moyenne 30 centimètres.

Un peu au-dessus de la partie moyenne, à environ 13 centimètres, on trouve la pointe du V deltoïdien sur lequel s'insère le tendon huméral du deltoïde.

Or, comme ce muscle assure seul l'abduction du bras, sa propulsion par ses fibres antérieures,

sa projection en arrière par ses faisceaux postérieurs, tout amputé chez lequel le trait de scie a
respecté cette insertion du deltoïde, c'est-à-dire a
laissé au moins 13 centimètres d'humérus pour
redonner à son bras artificiel l'amplitude normale
de ses mouvements, sera susceptible de travailler.

Par contre, lorsque le trait de scie a sectionné
le tendon deltoïdien, les masses musculaires, sans
autre point d'appui que des adhérences cicatricielles, sont incapables de mettre en jeu le levier
huméral. Le mutilé n'est susceptible d'aucun
mouvement du bras et, par conséquent, d'aucun
travail sérieux.

On ne pourra que lui donner pour de menus
travaux quelques organes de préhension, lui offrir
un avant-bras de travail, mais il n'y a pas d'illusion à se faire, il est au même rang que le désarticulé, il ne peut recevoir un bras de travail.

Quand il s'agit de travaux agricoles la marge
d'utilisation est plus grande que dans l'industrie
où les métiers urbains. Il est dans les grandes
fermes de multiples occupations que peut remplir un désarticulé du bras, on peut donc dire que
l'amputé du membre supérieur sera plus ou moins
apte à la culture mais qu'il sera toujours utilisable.

A partir de 13 centimètres de moignon on peut
labourer, bêcher, semer c'est l'essentiel. Avec un
coude, c'est-à-dire une amputation de l'avant-
bras, on peut en plus conduire la grande majorité
des machines agricoles.

*Le bras agricole.* — La valeur de l'outil de la
main de travail repose en grande partie sur le bras
prothétique qui lui sert de point d'appui. Ce bras
chez le cultivateur doit remplir certaines condi-

tions inhérentes à l'usage spécial qui en est fait.

Le bras agricole doit être *robuste, très simple,* permettant les efforts vigoureux, supportant les chocs, *facile à réparer.*

Que deviendra dans le fond d'une campagne un amputé dont le bras compliqué est détérioré. Il faut que le serrurier du village, l'ouvrier en bicyclette puissent le réparer.

Il doit être *peu coûteux, ses parties essentielles interchangeables.* Le dimanche, les jours de fête, le bras doit pouvoir se parer d'une main rappelant par sa forme le membre absent donnant l'illusion complaisante.

J'ai cherché à remplir ces conditions et on trouvera dans la brochure déjà citée : *une Étude sur les bras de travail,* deux modèles qui les remplissent assez bien ; mais de nouveaux faits, l'étude d'amputés que j'ai eu l'occasion de faire équiper m'ont amené à modifier ces

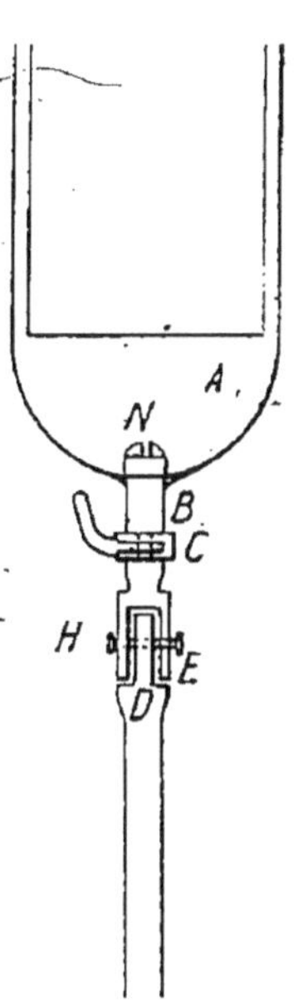

Fig. 19. — Enveloppe du moignon et coude du bras agricole.

modèles, à les simplifier encore pour arriver à équiper les amputés cultivateurs.

Voici la description du type qui, à mon avis, satisfait le mieux les exigences d'un ouvrier agricole.

*Enveloppe du moignon* (fig. 19). — Elle comprendra une calotte hémisphérique A, insérée sur deux tiges métalliques garnies d'un manchon de cuir.

De l'extrémité de cette calotte, part une tige
humérale B en acier, pivotant sur son axe et pouvant s'immobiliser par un collier de serrage C

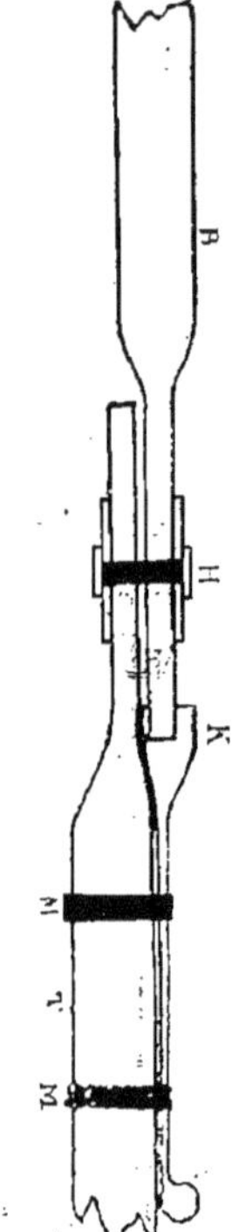

Fig. 20. — Articu-
lation du coude
et son verrou
2ᵉ type.

semblable à ceux qui fixent les
guidons de bicyclette. Tout en
étant maintenus sur un axe par
l'écrou N, le bras prothétique
pivote facilement, librement,
adopte toutes les positions
qu'exige le travail.

*Articulation du coude* (fig. 19).
— L'extrémité inférieure de la
tige humérale se termine par une
chape circulaire double E, dans
laquelle vient se loger une chape
circulaire simple D, implantée
sur l'extrémité cubitale de la
tige qui constitue l'avant-bras.

Ces deux chapes, réunies par
un axe commun H, pivotent
librement.

On peut leur substituer cette
disposition encore plus simple et
que m'a réalisée parfaitement
M. Bouisseren, orthopédiste à
Paris.

L'articulation est constituée
par deux plaques circulaires
pivotant autour d'un axe H (fig. 20).

Quelle que soit la disposition adoptée l'articulation peut s'immobiliser dans une position
donnée par un verrou placé sur la tige cubito-
radiale.

Ce verrou K (fig. 20 et 21), constitué par une tige
plate, se termine par un gros bouton placé près

du poignet et à l'autre extrémité par un carré qui
pénètre par glissement dans trois échancrures
placées sur la chape double humérale et dans une
échancrure placée sur la chape unique. Ce verrou
est fixé sur la tige cubito-radiale T et maintenu par
deux colliers M. Il est légèrement convexe et à

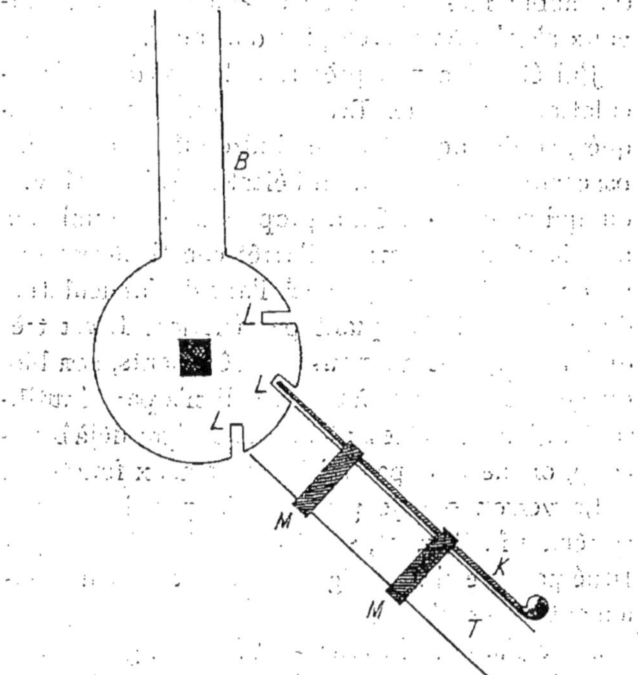


Fig. 21. — Articulation du coude et verrou du bras agricole.

frottement dur de façon à ce qu'il soit solidement maintenu dans la position qui lui est assi-
gnée.

Quand il est ouvert, le bras est libre, l'articulation est *folle*, quand il est fermé sur l'échancrure supérieure, le bras est à 45°, sur l'échancrure moyenne le bras est en demi-flexion et enfin
en extension avec l'échancrure inférieure. Ces

trois positions sont amplement suffisantes pour tous les travaux agricoles.

On doit rejeter tout verrou qui ne peut laisser l'articulation du coude absolument libre. J'ai acquis par expérience la conviction que pour certains travaux, tels que piocher, plus le bras est mobile moins l'ouvrier fatigue ; les lourds travaux s'exécutent avec plus d'aisance.

J'ai étudié à peu près tous les verrous d'articulation du coude. Beaucoup sont trop compliqués, se détraquent au moindre effort, tous sont basés sur des ressorts dont l'élasticité disparaît vite ou qui se brisent. On a proposé à la Commission d'orthopédie un verrou d'arrêt constitué par une vis de pression agissant sous l'axe de l'articulation du coude et la bloquant par friction. Il est très difficile à manœuvrer sur les vêtements, son blocage ne résiste pas à un choc, il m'a paru inutilisable. L'axe de cette articulation fatigue déjà beaucoup, on ne doit pas lui imposer deux fonctions.

Le verrou que je propose n'a pas de ressort, se répare facilement, se démonte de même, constitué par une simple tige métallique et peut facilement se remplacer.

*Mode d'attache du bras.* — Si les moignons sont assez longs, on adoptera l'attache par trois courroies sur une sellette scapulaire. Cette attache classique a l'avantage de la simplicité ; un bourrelier de village peut la réparer.

S'ils sont courts, à l'extrême limite des 13 centimètres exigés pour un bras de travail, on adoptera une gaine fermée toute d'une pièce en cuir moulé. Cette gaine doit atteindre la partie moyenne de la clavicule et de l'épine de l'omoplate.

Si cela est nécessaire, l'appareil peut être fixé sur le thorax par un appui très large, tel qu'un gilet.

*Avant-bras.* — Il est constitué par une tige cubito-radiale en acier, plus courte que l'avant-bras valide, comme l'a indiqué depuis longtemps Gripouilleau, afin de rapprocher le plus possible la main artificielle du coude. J'ai constaté que par rapport à l'avant-bras valide, la tige cubito-radiale doit présenter un raccourcissement d'au moins 25 p. 100.

La tige d'avant-bras doit présenter une courbe elliptique de façon à offrir son plus grand diamètre dans le sens antéro-postérieur, des efforts les plus puissants.

Sur l'extrémité de cet avant-bras viennent s'insérer les mains de travail par une douille cylindrique que j'ai déjà décrite antérieurement.

Je ne traiterai pas ici la question intéressante des mains de travail et de condition de suppléance qu'elles doivent remplir.

Je ne parlerai pas de la suppléance des fonctions du poignet que je crois avoir réalisée à l'aide du mécanisme *du poignet souple* que j'ai décrit (1).

Je me contenterai de faire remarquer que les applications de ce dernier intéresseront vivement l'ouvrier agricole, qu'il est beaucoup de cas où il lui rendra service.

*Le poignet souple,* loin d'être un mécanisme réservé aux travaux légers, est, au contraire, très avantageux pour les travaux de résistance.

(1) Voir *Bras de travail* (J.-B. Baillière et fils, édit.).

J'ai appareillé d'un poignet souple le bras de travail d'un amputé, mineur du Nord très vigoureux.

Devant nous, le mutilé s'est livré aux efforts les plus intenses, piochant de la terre solide, bêchant, projetant la pelletée à hauteur d'un tombereau, roulant et renversant une brouette. Le poignet souple a résisté à ce travail intense.

Bien plus, j'ai constaté que sa mobilité, l'élasticité de son articulation, rendait les travaux moins pénibles, évitait les efforts musculaires inutiles.

J'ai acquis, en effet, la conviction que plus on multiplie les articulations du bras de travail, plus on lui donne de mobilité, moins l'ouvrier fatigue. Les lourds travaux signalés plus haut s'exécutent avec plus d'aisance quand on laisse le bras *fou* que lorsqu'on bloque l'articulation du coude en extension ou en légère flexion, lorsqu'on laisse libre la rotation sur l'axe de la tige transversale que lorsqu'on la fixe. *Souplesse et mobilité doivent être poussées à l'extrême surtout pour les travaux de force.*

Le bras de travail que je viens de décrire est d'un prix peu élevé. Il ne doit pas dépasser 100 francs dans sa forme la plus simple et 150 francs quand il est garni du poignet souple (1).

Il a un poids très inférieur aux anciens modèles, il pèse tout équipé de 700 à 750 grammes.

### II. — ADAPTATION DE L'AMPUTÉ AUX OUTILS AGRICOLES ET ADAPTATION DES OUTILS A L'AMPUTÉ

La solution de ces deux problèmes, adaptation de l'amputé aux outils agricoles et adaptation

(1) Voir *Bras de travail* (J.-B. Baillière et fils, édit.).

des outils à l'amputé, ne peut être disjointe.

L'appareil de prothèse et l'outil doivent se faire de mutuelles concessions, doivent suppléer collectivement l'invalidité du blessé.

## I. — **Outils à bras.**

1° *Instruments de culture.* — Les *labours à bras* emploient deux outils types : la *bêche* et la *houe*, et leurs dérivés : la *pelle*, le *pic*, la *pioche*, le *louchet* (1).

Dans le maniement de ces instruments, la main

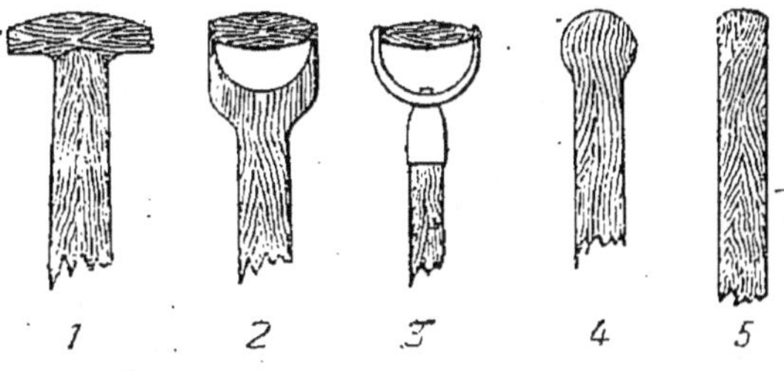



Fig. 22. — 1, manche à béquilles ; 2 et 3, manches à poignées utilisés en Belgique et en Angleterre ; 4, manche américain ; 5, manche français, manche de houe, de louchets de pelle-bêche, de pics, de pioches.

prothétique a un rôle de soutien et de force, seule dirige le mouvement de la main valide, aussi cette dernière doit-elle se placer à l'extrémité du manche.

La forme de l'outil a relativement peu d'importance, son manche seul nous intéresse.

Il est en général d'un modèle à peu de chose près le même. La forme qu'il doit prendre est celle du manche français (fig. 22); sont à rejeter

(1) Un certain nombre des figures reproduites dans cet article ont été empruntées aux ouvrages de M. COUPAN : Machines de culture et Machines de récolte (*Encyclopédie agricole*).

comme difficiles à manœuvrer les manches à béquilles. Quant aux manches des outils américains, quelques coups de couteau les auront vite appropriés à leur nouvel usage.

L'appareil prothétique destiné à les saisir doit être *robuste, peu compliqué* et avant tout doit jouir d'une *grande mobilité* pour permettre les mouvements antéro-postérieurs et surtout les mouvements latéraux.

Exemple : l'anneau que donne l'État aux amputés ne jouit pas du mouvement de flexion ni de rotation sur son axe. C'est l'ouvrier qui doit exécuter les mouvements. Il est de ce fait fatiguant et incommode.

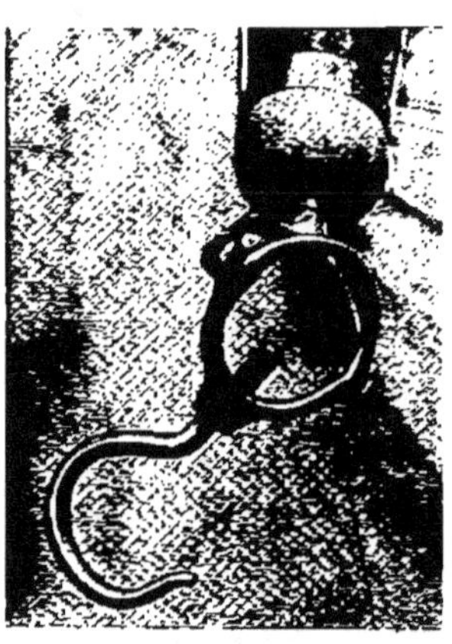

Fig. 23. — Anneau-crochet oscillant. Main de terrassier, de laboureur type n° 1.

L'appareil de préhension doit, en outre, être muni d'un *organe de fixation* que l'ouvrier utilise à volonté.

Parmi les appareils de préhension qui ont été publiés, un certain nombre réalisent les conditions précitées.

Je citerai parmi eux l'*anneau de Gripouilleau*, le *tube porte-bêche* de M. Jullien, la *simple lanière de cuir* fixée sur l'avant-bras proposée par M. Nové-Josserand, les *pinces* de MM. Amar, Estor et Lumière.

J'avais proposé, en 1915, à la *Société de chirurgie* (séance du 22 septembre), *un anneau oscillant muni d'un crochet* (fig. 23).

Depuis, je suis, après essais multiples, resté fidèle à cet instrument. De nombreux ouvriers de campagne s'en servent journellement. Il possède l'avantage de ne présenter aucun ressort ; de réaliser tous les mouvements du poignet sans le secours d'une genouillère, organe fragile, coûteux, difficile à réparer ; de s'adapter à tous les manches ; de ne pas être spécialisé dans le bêchage, mais chose capitale, de s'utiliser pour labourer ce que ne peuvent faire ses congénères, de permettre à l'ouvrier de pousser une *brouette*, une *charrette à bras*, de manœuvrer le *volant d'une pompe*, de saisir rapidement un *seau*, un *panier*.

Il possède, en effet, en plus de l'anneau, un crochet qui lui sert d'organe fixateur et que l'ouvrier peut utiliser isolément.

Depuis quelque temps, pour fixer le crochet dans l'axe du bras quand l'ouvrier le désire, j'ai fait placer sur la partie la plus rapprochée du poignet une pièce métallique qui, en se rabattant, empêche momentanément l'oscillation antérieure de l'anneau. De ce fait, l'ensemble devient rigide.

Avec ce crochet, on saisit rapidement les manches d'une brouette, calculez le temps qu'il faudra pour les prendre avec une pince qui ne marche qu'à l'écrou.

Le crochet permet de fixer l'outil par pression dans l'ouverture de l'anneau.

Mais, fait intéressant, qu'on constate en observant un ouvrier muni de l'instrument, ce n'est que rarement qu'il utilise la vis de serrage. Il préfère souvent laisser sa pelle ou son râteau jouer très librement dans l'anneau.

Il évite encore mieux les secousses, il avance ou recule le manche avec une très grande aisance, il opère comme l'ouvrier normal qui, en ratissant, serre la main droite sur le manche de l'instrument, tandis que la main gauche, transformée en anneau large, le laisse glisser entre les doigts à demi fléchis.

Les services que rend l'oscillation latérale sont très importants pour les mouvements de côté ; ils permettent de rejeter latéralement dans la brouette la pelletée de terre soulevée, de verser la brouette et de charger le fumier. Pour le laboureur, ils sont indispensables. Ce sont ces oscillations qui lui permettent de recevoir les déplacements en hauteur ou latéraux que les mottes, les pierres ou les racines impriment à la charrue.

L'anneau oscillant, en dehors des usages que je viens de signaler, servira à manœuvrer les *houes à mancherons*, les *poudreuses* et les *pulvérisateurs à dos d'homme*; toutes les machines qui se manient à l'aide d'un volant, les *tarares*, les *cribleurs*, les *trieurs*, les *aplatisseurs*, les *concasseurs*, les *coupe-betteraves*, les *hache-paille*, les *laveurs*, les *broyeurs*, les *semoirs à bras*, etc...

2° *Instruments de récolte*. — Les mêmes constatations leur sont applicables, s'il s'agit de la *faucille* ou de la *sape flamande*. La main valide manie l'instrument et il suffit de garnir la main prothétique d'un crochet métallique maintenant les tiges qu'il s'agit de sectionner.

Ce crochet doit être plus ample que le crochet fourni par l'État ou que celui qui termine mon anneau oscillant.

Quant à la *faux*, elle doit être manœuvrée à l'aide de la main valide saisissant la partie médiane du manche pendant que l'anneau oscillant maintient son extrémité. C'est autour de ce centre que pivote l'instrument, sa très grande mobilité latérale facilite le mouvement.

3° **Instruments de taille :** *taille des vignes, des haies, des arbres fruitiers.* — Ces opérations agricoles ainsi que les diverses cultures arborescentes qui s'y rattachent, telles que la culture du cassis et autres cultures régionales, ont comme opérations communes la dissociation, la préhension et le maintien des rameaux.

La main gauche seule doit remplir ces fonctions pendant que la main valide manie l'instrument coupant, scie, sécateur ou serpette.

On conçoit qu'aucune des pinces à préhension ne puisse être utilisée pour ce travail. Elles exigent

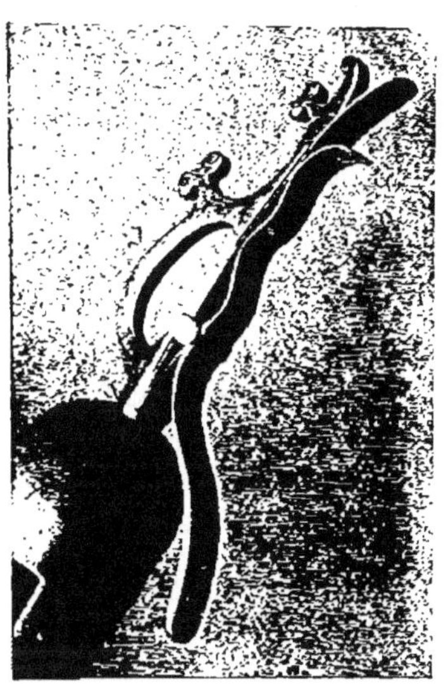

Fig. 24. — Main de vigneron type n° 2.

toutes la main valide pour desserrer et resserrer l'écrou fixateur.

Il faut un instrument qui fonctionne automatiquement.

Le crochet vulgaire lui-même attire bien le rameau, mais ne peut le maintenir.

C'est dans ce but que j'ai fait construire la *main de vigneron* (fig. 24).

J'ai utilisé un ressort courbé s'ouvrant par

simple pression sur l'objet qu'on lui présente. Il suffit de pousser la main sur la branche pour la voir forcer le ressort, s'engager sur le plateau et se trouver solidement maintenue pendant que la serpette coupe.

Cette fonction cependant était insuffisante ; il est des rameaux qui doivent être tirés, d'autres poussés. Seul un crochet pouvait accomplir ces efforts de traction ou de propulsion.

J'ai emprunté pour remplir ce but, à Gripouil-leau, les crochets qu'il fixait sur une tige rigide (1). L'ouvrier engage la branche dans un des crochets, la maintient solidement en lui imprimant un mouvement de levier.

C'est ainsi qu'agit entre les mains du serrurier la griffe à dégauchir.

En courbant la tige qui porte les crochets et en offrant une plaque de contact pour mon premier ressort, j'ai laissé un espace vide important qui a sa valeur. Il permet au vigneron de planter ses échalas. L'extrémité du bois placée dans cet espace et coincée en basculant la main est très solidement maintenue pendant que la main droite, armée du maillet, l'enfonce dans le sol.

La préparation des greffes est une des occupations d'hiver de nos vignerons. La main gauche joue dans cette opération un rôle important. Pour le suppléer, j'ai ajouté à la main sur le ressort un levier de forme ondulée, maintenu en pression constante par un ressort. La tige se prolonge sur l'avant-bras, de façon qu'une pression sur le genou, quand on est assis, ou sur le thorax, quand on est debout, le fait ouvrir.

(1) Le bras artificiel du travailleur, par A. GRIPOUILLEAU (J.-B. Baillière et fils, édit., 1 vol. in-8, 1873).

L'ouvrier place sa greffe ou son greffon dans une des ondulations du levier. Elle est maintenue assez solidement pour lui permettre les opérations de la greffe en atelier.

Ce levier permettra au jardinier de préparer les boutures. Le ressort placé à la base du levier est facilement démontable. Suivant la nature des travaux à accomplir, cette lame peut être plus ou moins dure. Quand il s'agira de boutures, une lame molle ne contusionnera pas les tiges des fleurs. Pour maintenir solidement une greffe d'arbuste, on mettra une lame plus robuste.

Dernièrement un ouvrier horticulteur, pendant son travail, m'indiquait involontairement une modification à faire à mes premiers appareils. Plaçant une bouture dans le levier, il dévissait légèrement sa main, la faisait pivoter de 90° et de cette façon, il présentait à sa serpette l'autre extrémité de la bouture et la travaillait. Il y aurait donc utilité à rendre mobile sur son axe cette main de vigneron de la même façon que l'anneau-crochet ; j'ai appliqué cette idée dans mes derniers appareils en montant, comme on l'a vu sur le bras de travail, une douille femelle recevant la douille mâle cylindrique de la main et en maintenant le tout par une vis de pression.

## II. — Outils à traction animale.

Quand il s'agit de mettre au service d'un amputé de bras un instrument agricole mis en marche par une puissance autre que la sienne, animal ou moteur, l'appareil de prothèse qui le conduit ne peut être fixé sur l'instrument. *Le blessé ne peut être lié à l'attelage ou au moteur.*

A tous moments il peut ne plus en être maître.

Il peut faire une chute. Il doit pouvoir se dégager rapidement, involontairement.

Cette condition essentielle du maniement de tout instrument à force indépendante est capitale, elle doit toujours être présente à l'esprit.

Elle condamne sans recours tous les appareils de préhension. Toutes les pinces qui ne peuvent se maintenir et saisir le manche d'un levier ou une poignée sans le concours d'une vis ou d'un écrou de pression.

La totalité pour ainsi dire des appareils de

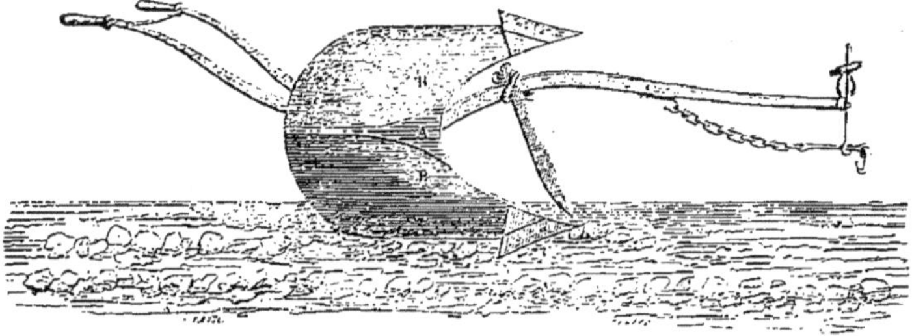

Fig. 25. — Mancherons de charrues françaises.

préhension fixés sur les outils à bras, dont nous avons fait l'énumération plus haut, sont pour ce seul motif à rejeter.

On pourrait, à la rigueur, leur adjoindre une disjonction automatique mais, pour qui connaît l'insouciance des ouvriers envers le danger, le peu de soin avec lequel ils entretiennent leurs appareils, il semble que toute combinaison mécanique permettant une libération rapide de l'ouvrier est vouée à un échec.

1º **Charrues.** — Le premier des instruments agricoles, le plus important. On ne peut se flatter d'avoir réadapté réellement à la vie rurale un mutilé que lorsqu'on lui a donné le moyen de se servir d'une charrue.

Les modèles très nombreux de charrues à notre point de vue peuvent se diviser en charrues munies d'un *support* ou d'un avant-train et en modèles araires *sans support*.

Dans ces dernières le laboureur guide la charrue en appuyant sur les mancherons pour relever le soc, ou en les relevant pour l'enfoncer. Cette manœuvre, s'il s'agit d'une charrue pourvue d'un support, n'a plus sa raison d'être, le laboureur n'a plus qu'à maintenir l'instrument dans la ligne droite.

Il est évident qu'on doit ne donner à un amputé

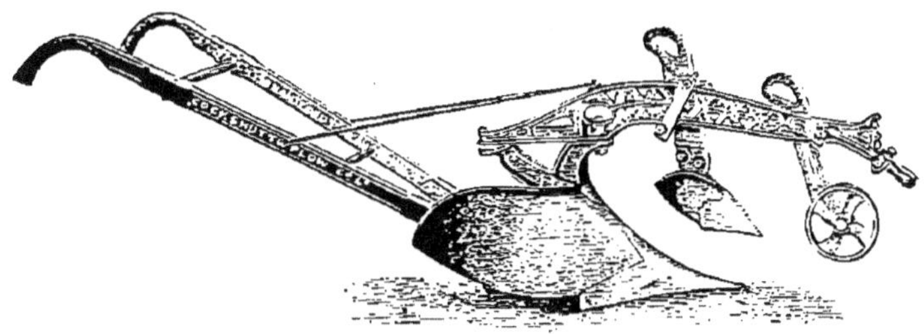

Fig. 26. — Charrue canadienne à age en acier moulé.

qu'une charrue à support facilitant beaucoup son travail. Du reste, elles se vulgarisent de plus en plus, les araires exigent des laboureurs très expérimentés qui deviennent rares et actuellement on n'emploie que des charrues où la profondeur du sillon est fixée à l'avance au début du travail.

Les mancherons des charrues sont assez variables comme forme.

En général, ils sont horizontaux, constitués par deux poignées oblongues de 3 à 4 centimètres de diamètre.

Je n'ai trouvé jusqu'ici que l'*anneau oscillant* que j'ai décrit (fig. 23) qui puisse les maintenir sans être fixé sur eux. Son grand diamètre de

5 centimètres et demi lui permet, en cas de chute du laboureur ou de mouvement brusque de l'attelage, de se dégager très facilement, il tient très bien par appui en haut et en bas. Son crochet à vis quand on laboure est amené à fond et ne fait aucune saillie dans son ouverture. Ses articulations obéissent à tous les déplacements du manche, quelle que soit leur amplitude. J'ai réadapté au labour, avec lui, un certain nombre d'amputés.

Les mancherons des charrues françaises (fig. 25) s'adaptent très bien à son ouverture ; par contre, il faut éviter d'employer les mancherons de charrues canadiennes (fig. 26), trop incurvés ; ils seraient dangereux pour l'ouvrier.

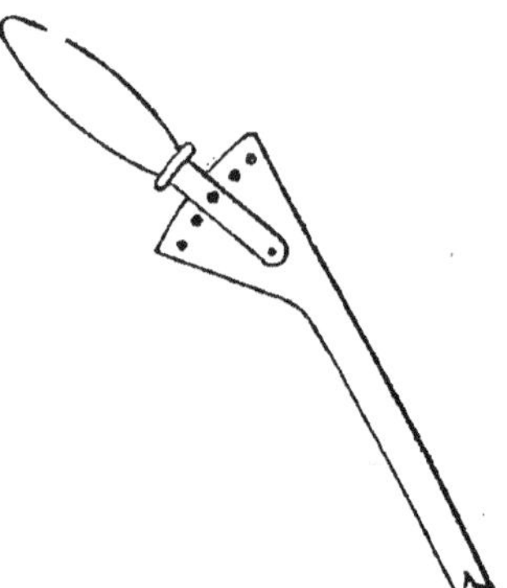

Fig. 27. — Mancheron réglable à secteur.

Nos fabricants livrent presque toujours leurs charrues à mancherons fixes sans se préoccuper de la taille de l'ouvrier qui les emploiera.

Il serait utile dans l'intérêt des mutilés de fabriquer des mancherons réglables. On peut, avec ces modèles, boulonner le mancheron à la position convenable au moyen d'un secteur métallique à trois ou quatre trous fixé sur l'âge (fig. 27).

Les charrues pourvues d'un support maintenant l'âge à une hauteur constante au-dessus du sol n'exigent du laboureur que le maintien du plan des étançons du côté du guéret ou en sens opposé.

Un seul mancheron suffit pour cela. Le labou-

reur le tient d'une main et marche sur le guéret (fig. 28).

C'est le modèle qui conviendrait admirable-
ment aux amputés du bras. Le bras valide seul
travaillerait, le bras prothétique servirait d'auxiliaire, maintiendrait les guides, etc...

Ce mancheron unique se retrouve dans les
charrues à patin dites *brabançonnes*, et dans les

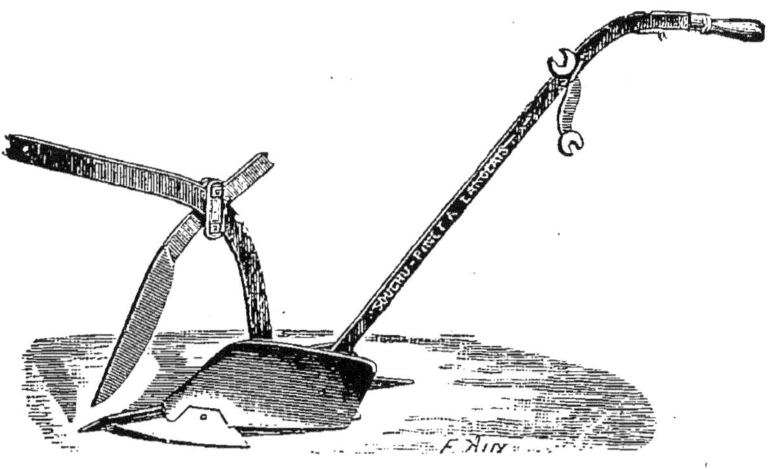

Fig. 28. — Charrue dite à âge court qu'on munit pour le
travail d'une flèche ou de brancards formant âge long
amovible et réglable.

charrues dites *bisocles*, etc. (fig. 29 et 30).

Un certain nombre d'instruments agricoles
se manœuvrent à l'aide de mancherons. L'anneau
oscillant, pourvu que les poignées présentent les
conditions requises, servira à les conduire.

J'en donne ci-joint la liste : les *buttoirs*, les
*houes à cheval*, les *arracheurs de racines*, etc...

Il existe bien des charrues sans mancherons
dites charrues à siège où le conducteur est monté,
mais ces modèles exigent le maniement de leviers,
plus difficile que le maintien d'un simple man-

cheron et nous entrons là dans le domaine des
machines agricoles dont nous étudierons plus
loin la conduite.

2º *Conduite des attelages.* — C'est là une
fonction importante pour les cultivateurs. L'amputé peut très bien tenir ses guides de la main
valide, mais ne peut tirer sur l'une ou l'autre pour
faire dévier l'attelage ou le maintenir en ligne
droite. Là, encore, la main gauche doit remplir
son rôle d'auxiliaire et tenir les guides à la disposition de la main valide. Il ne faut pas songer

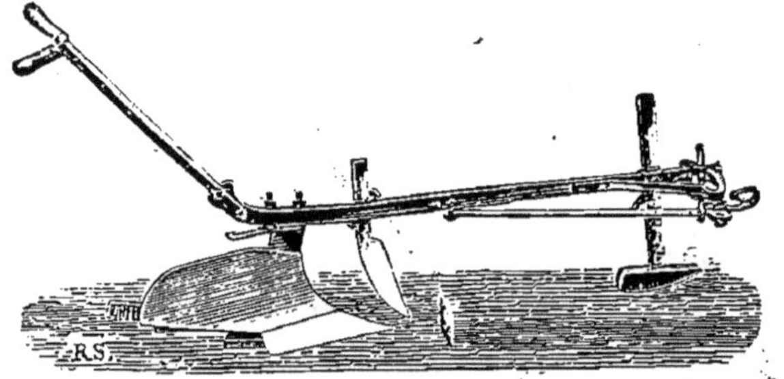

Fig. 29. — Charrue munie d'un support à patin.

à les attacher à un appareil prothétique, l'embal-
lement de l'attelage, une chute du conducteur
deviendraient très dangereux.

Voici l'instrument, la *main porte-guides* que je
propose et que j'ai expérimentée (fig. 31).

Elle est constituée par trois tiges plates implan-
tées à angle droit sur une tige longitudinale. Les
guides placées l'une sur l'autre, si elles sont
plates, sont engagées *sur* la barre la plus éloignée
ou à côté l'une de l'autre si elles sont rondes,
puis *sous* la barre suivante, et enfin *sur* la dernière barre. Plus le mutilé relève le bras, plus
l'angle formé par les guides est accentué, plus la
résistance à la traction est grande. Si le mutilé

baisse le bras, les guides ne sont plus fixées, elles glissent et abandonnent la main latéralement.

Le modèle ci-joint fonctionne très bien pour les guides plates courantes. Pour des guides différentes, en corde par exemple, il suffira soit de rapprocher les barres transversales, soit de leur donner plus d'épaisseur.

Lorsque le conducteur veut arrêter l'attelage,

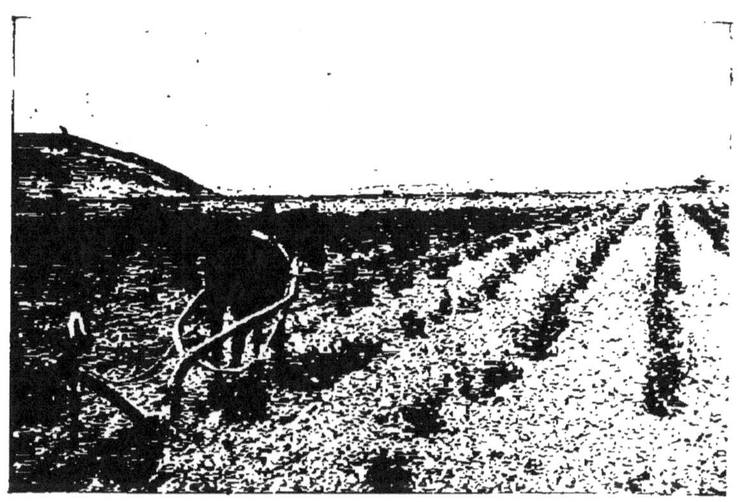

Phot. H. Hitier.

Fig. 30. — Charrue vigneronne à brancards de l'Agenais. On aperçoit à gauche, contre le manchon, la canne-crochet sur laquelle s'appuie le laboureur.

il élève le bras et tire, ou se sert de la main valide. Quand il veut faire obliquer les bêtes de trait, il tire sur une seule guide avec la main valide.

Si un incident survient, le bras prothétique est entraîné, devient forcément horizontal, les guides cèdent et s'échappent d'elles-mêmes latéralement.

3° *Conduite des machines agricoles.* — Les machines agricoles attelées ou actionnées par des moteurs présentent deux sortes d'organes de mise en marche. Des *pédales* manœuvrant par le pied du conducteur, assis sur un siège, et des *leviers à main* mis à sa portée.

Le conducteur peut, dans certains modèles, marcher à côté de la machine, mais toujours un ou deux leviers seront à sa disposition et devront être actionnés par lui, soit à sa droite, soit à sa gauche.

Nous ne nous occuperons pas des pédales. Supposant avec raison que nous n'avons pas affaire à des mutilés du membre inférieur à qui l'emploi d'une machine agricole sera presque toujours impossible, nous ne nous occuperons que des leviers. Si l'amputé peut le manœuvrer, il y aura très peu de machines qui lui seront interdites.

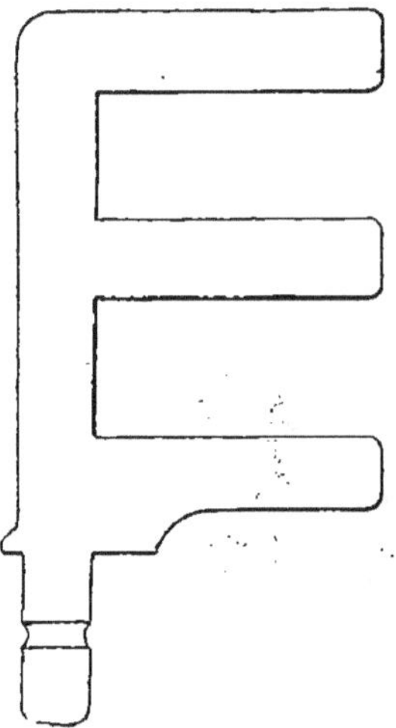

Fig. 31. — Main porte-guides.

Les leviers actuels des machines agricoles sont tous du même type. Ils sont constitués par une tige mobile, garnie d'une poignée cylindrique, le levier proprement dit. Parallèlement à cette tige est fixé le verrou du levier, constitué en bas par une gâchette pénétrant dans une série d'encoches placées sur un secteur et fixant le verrou à l'aide d'un ressort dans une position donnée, en haut par une poignée reliée au verrou par un fil métallique (fig. 32).

Quand par flexion des doigts on rapproche la poignée du verrou de la poignée du levier, on débloque le verrou des encoches, le levier devient mobile.

Beaucoup d'automobiles sont manœuvrées par le même système

Un amputé ne peut, quel que soit son appareil de prothèse, exécuter les deux mouvements simultanés qu'exigent ces leviers. La main valide

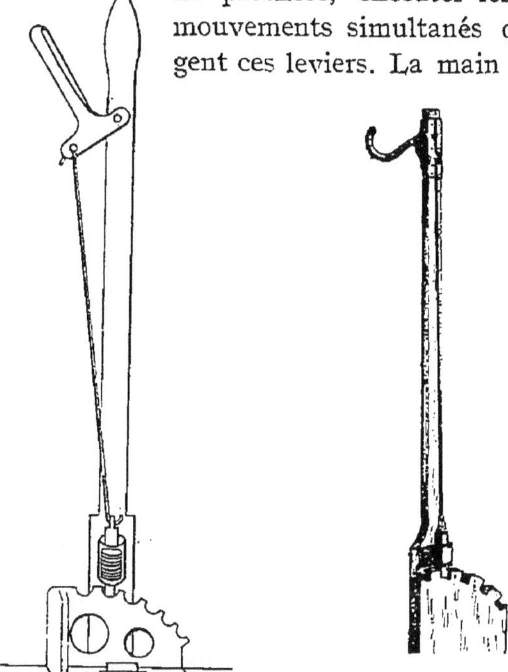

Fig. 32. — Levier de machine agricole et son verrou.

Fig. 33. — Levier de machine agricole adapté à un amputé de l'avant-bras.

seule peut exécuter la flexion puissante nécessaire, combinée à la pression dans le sens de la manœuvre.

J'ai donc songé à modifier le verrou du levier et à munir l'amputé d'un appareil de prothèse adapté à cette modification.

Voici la description des modèles que j'ai fait fonctionner et qui paraissent donner de bons résultats. M. Bouisseren, orthopédiste à Paris les a réalisés très convenablement.

Le verrou et le secteur sur lequel il s'engrène n'ont subi aucune modification. La poignée seule est modifiée. Elle est placée latéralement par rapport au verrou, traverse sa tige et pivote autour d'un axe transversal fixé dans le levier, d'un côté son extrémité est reliée au fil métallique du verrou, l'autre présente une forme courbée et est plus longue, elle constitue la poignée. Lorsqu'on appuie sur cette extrémité on relève le verrou qui se débloque (fig. 33).

Ce mouvement de haut en bas est facile à exécuter. Le poids du corps du conducteur l'aide à l'accomplir.

Pour exécuter ces mouvements j'ai fait construire un appareil de prothèse très simple.

Il se compose de deux crochets placés à contresens et implantés dans une direction verticale sur l'avant-bras de l'amputé (fig. 34).

Pour manœuvrer, le conducteur engage la poignée du verrou entre les deux crochets, exerce une pression verticale et débloque ainsi le verrou. Continuant sa pression suivant les nécessités il attire avec le crochet, dirige vers lui le levier de la machine ou le repousse en avant. Quand il a atteint le cran voulu, il relève le bras, le verrou se bloque.

Certaines machines, par la situation de leurs leviers, exigent des déplacements en sens différents. J'ai fait construire un autre modèle de double crochet (fig. 35) qui peut remplacer le précédent.

Ses deux branches sont placées sur les côtés d'une tige centrale. Il a l'avantage de pouvoir être utilisé dans beaucoup de travaux agricoles, notamment pour fagotter du bois ou botteler du foin.

Si on observe pendant sa journée ce que fait un valet de ferme, on constate que la plupart du temps sa main gauche n'a qu'à faire des efforts de traction ou de propulsion. *Pousser ou tirer* résument presque tout son ouvrage. Le double

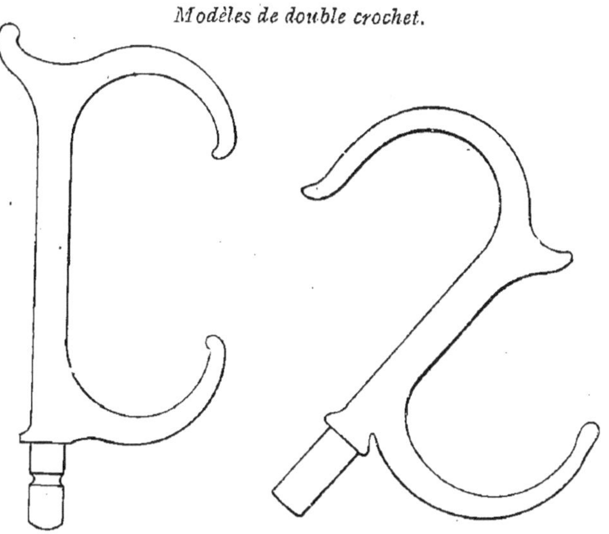

*Modèles de double crochet.*

Fig. 34. — Main de con- ducteur de machines agricoles et d'autos.

Fig. 35. — Main de conduc- teur de machines agricoles et d'autos.

crochet remplit ces deux fonctions. Sa main valide accomplira les mouvements de préhension plus délicats. Le *double crochet* sert à soulever les fardeaux, à traîner la brouette, à pousser les charrettes, à porter les paniers, les vases à lait, à déplacer du bois, à saisir une botte de foin, de paille, à donner à boire aux animaux, à manier la fourche, la pelle, à saisir les harnais, à atteler.

Quand il ira labourer, il prendra l'*anneau oscil-*

*lant*; quand il taillera, la *main de vigneron*; quand
il voudra maintenir un écrou, la *main de mécanicien*; quand il conduira ses chevaux, la *main de
conducteur*; quand il conduira la faucheuse, *son
double crochet*. Avec un outillage de cinq appareils,
il deviendra un ouvrier complet et, l'habitude
aidant, aussi habile que son voisin porteur de deux
bras. J'ai dit l'habitude, car ce n'est pas le premier
jour qu'il faut espérer le voir se servir convenablement des appareils de prothèse. Les mieux appropriés à une profession nécessitent une éducation
préalable. Le premier jour, le mutilé est aussi
inapte à se servir de ses appareils qu'un débutant
apprenant à se servir d'une bicyclette. C'est pour
franchir cette période des débuts que sont utiles
les centres de rééducation agricole et c'est sur eux
qu'on doit compter pour propager les appareils de
prothèse et pour apprendre à les utiliser.

4° ***Machines agricoles qui peuvent être
conduites à l'aide du levier modifié et des
outils proposés pour la manœuvre.*** — L'utilisation des charrues de type courant a été étudiée
précédemment, il ne peut donc être question que
des modèles plus compliqués qui exigent le maniement du levier.

Avec la modification proposée, l'ouvrier muni
de son double crochet pourra manœuvrer les
*charrues multiples* munies d'un seul mancheron,
les *charrues pour labours à plat*, les *scarificateurs
à levier*, les *herses canadiennes*, les *distributeurs
d'engrais*, les *semoirs en lignes continues*, les *plan-
toirs pour pommes de terre*, les *houes à levier*, les
*faucheuses mécaniques*, les *faneuses*, les *râteaux à
cheval*, les *arracheurs de pommes de terre*, etc...

Je n'ai point parlé des *moissonneuses-lieuses*,

leurs leviers sont multiples, exigent un effort puissant, je crois qu'un amputé ne pourrait les déclancher que difficilement. J'ai également omis les *machines à battre*. Dans l'équipe qu'exigent ces machines, la place d'un amputé se trouvera facilement sans qu'il y ait lieu de lui donner des postes difficiles à remplir.

**Conclusions.** — Il n'est pas d'amputé de bras, à quelque niveau que ce soit, pas d'impotent du membre supérieur qui ne puisse, quand il était autrefois cultivateur, trouver dans la vie agricole d'emplois où son existence ne soit plus largement assurée que dans une occupation urbaine.

La prothèse peut se faire de deux façons : 1° *Par l'adaptation industrielle des leviers de machines agricoles* ; 2° *par une série de cinq mains de travail* d'un prix peu élevé, robustes, montées sur un bras très simple et peu coûteux.

Il pourra exécuter, ainsi outillé, tous les travaux qu'exige la culture.

# L'ÉCOLE D'AGRICULTURE
## POUR MUTILÉS
### A ONDES

PAR

Pierre LARUE,
Ingénieur agronome.

En parlant des mutilés de la guerre, on envisage le plus souvent les amputés des membres. Mais il y a des milliers de blessés non amputés qui ne peuvent guère se servir de l'un ou l'autre membre parce que le système nerveux est atteint. Le bras obéit mal, par exemple.

« Que voulez-vous que je fasse avec mon infirmité ? J'étais cultivateur. Impossible maintenant, de manier la charrue, de traiter ma vigne ; je ne suis plus bon à rien.

— Mais il faudra vivre, votre pension ne vous suffira pas.

— Monsieur le major, je demanderai une petite place, mon député me l'obtiendra. »

« La guerre et ses longues phases douloureuses : la tranchée, la blessure, la longue inaction de l'hôpital ont détraqué ce pauvre déraciné, le rendent désemparé, les ressorts détendus, implorant l'État-Providence.

« La blessure physique s'est doublée d'une impotence cérébrale.

« Il faut redonner l'impulsion à cet organisme inhibé, remettre en marche non seulement ses muscles mais ses centres nerveux.

« C'est l'œuvre de la rééducation professionnelle ».

Ainsi s'exprimait à Tours le chirurgien Boureau présentant le mécanothérapeute Régnier sous les auspices de l'Association française pour l'avancement des Sciences (conférences, 1916).

Les blessés séjournent par centaines dans les établissements de gymnastique ou d'électricité médicale où leur traitement proprement dit ne les occupe parfois qu'une heure par jour.

Sur l'initiative des médecins-majors Cestan et Paul Descomps, le Service de santé de la 17ᵉ région a transporté à l'École d'agriculture d'Ondes les blessés susceptibles de reprendre une profession agricole ou dérivée. Les trois quarts appartiennent au monde rural.

Il ne s'agit pas seulement de rééducation manuelle. La France agricole manque autant de têtes que de bras. Nous voulons dire par là que sont trop rares les *jeunes* agriculteurs assez instruits pour comprendre et s'assimiler toutes les innovations, pour inventer des perfectionnements à la culture ancestrale, pour alléger leur labeur pour un même résultat financier, pour se défendre efficacement contre le fisc et les intermédiaires.

En prenant les blessés à l'hôpital même, avant le conseil de réforme, on est sûr d'avoir des élèves nombreux et on leur procure sans frais pour l'État un bien-être moral, intellectuel et matériel.

Moral parce qu'ils ne traînent plus leur ennui dans les couloirs ou dans les rues.

Intellectuel parce que leur niveau s'élève.

Matériel parce que les simples manœuvres auront un métier, parce que les anciens ouvriers pourront devenir chefs de culture.

L'État lui-même, la collectivité, y trouve son compte parce que, le moral réagissant sur le physique, le travail utile obligeant à des mouvements plus variés que l'appareil fastidieux

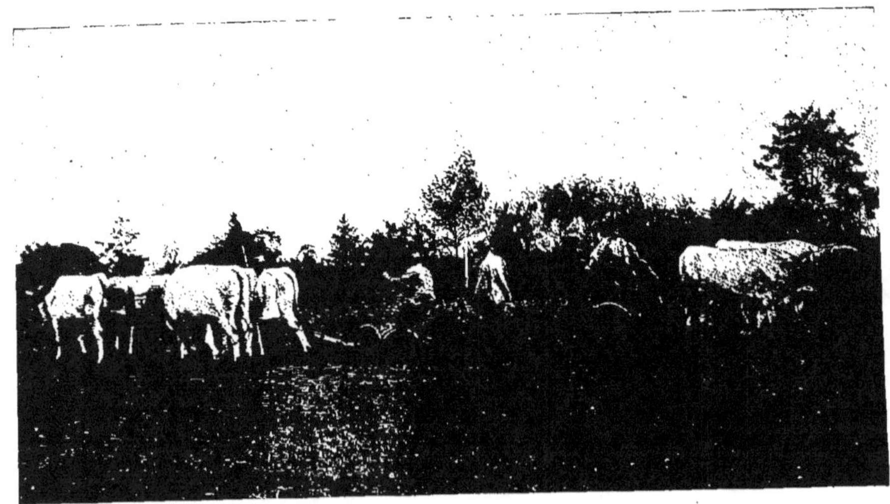

Fig. 36. — Mutilés conduisant des charrues à siège.

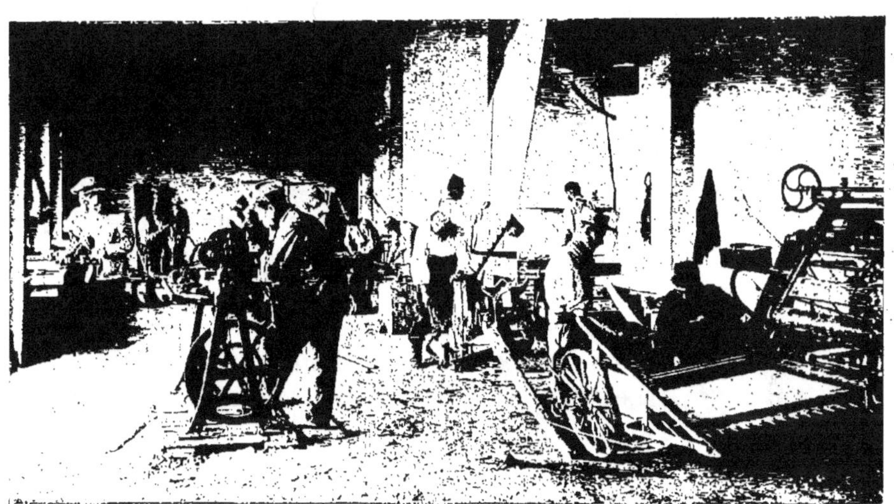

Fig. 37. — Montage et réparation des machines agricoles par des mutilés.

de gymnastique, l'incapacité fonctionnelle est diminuée ainsi que la rente à attribuer.

Du reste, la rééducation agricole n'est obligatoire pour aucun blessé.

***Les Écoles d'Ondes et de Grenade.*** — L'École d'agriculture d'Ondes est un foyer régional d'où les initiatives rayonnent tout naturellement.

Le directeur, M. Duchein, y a déjà introduit un enseignement complémentaire où il utilise des spécialistes n'appartenant pas à la hiérarchie administrative.

Il faudra bien y arriver partout si on ne veut pas une nouvelle décadence provenant du mandarinat. Mais n'anticipons pas.

A l'École régulière pour jeunes adultes était annexée une école d'hiver pour les jeunes hommes. Celle-ci est transformée en hôpital-école pour mutilés. Elle en reçoit cent pour une durée de quatre mois.

A quelques kilomètres, dans la ville de Grenade, M. Barcouda a offert un immeuble pour une section des *Artisans de la ferme.*

Le titre est bien choisi. Depuis une dizaine d'années nous propagions cette idée qu'il est de l'intérêt de l'agriculture de protéger les maréchaux, charrons, bourreliers, etc. Bien que le contraire apparaisse à première vue à cause de la diffusion des quincailliers et représentants de machines, l'homme de l'art qui possède un atelier modeste ou même ambulant est indispensable pour éviter l'arrêt du travail en pleine période de récolte, par exemple.

Le développement pris par la motoculture et les camions automobiles appelés à transporter aux gares le blé et le vin fait un devoir d'instruire les ruraux sur leur conduite et leur réparation même.

A la forge, au travail du bois, des tonneaux et du cuir, on a annexé la vannerie pour les mutilés des membres inférieurs. Les paniers sont utiles, surtout dans le Midi producteur de primeurs.

Ayant le choix pour ses élèves, l'École n'admet pas du reste les illettrés qui ne pourraient que retarder les progrès de leurs camarades. On invite autant que possible les jeunes gens aptes à devenir au moins chefs ouvriers ou métayers et on y ajoute les instituteurs ruraux.

*Les cours*. — Malgré le surmenage d'un personnel enseignant restreint, les cours portent sur l'agriculture générale et l'économie rurale, la viticulture, la chimie, et la technologie agricole (vinification, laiterie), l'horticulture, la zootechnie, le génie rural, l'arpentage et la comptabilité.

Dans tous ces cours on ne s'embarrasse ni de définitions, ni d'historique. On va droit au but régional, présent ou avenir.

Le résultat obtenu est merveilleux. Jamais auditoire n'a été plus attentif. M. Duchein nous écrivait en substance : « Pourquoi a-t-il fallu que de jeunes agriculteurs soient diminués de force physique pour venir écouter et noter avec autant d'attention ce qui peut leur être utile », alors qu'en temps de paix il y a tant d'étourdis !

D'un rapport médical :

« Le mutilé est repris bien vite par l'amour des choses de la terre. Son intelligence que d'aucuns croyaient sommeillante, lourde et fermée aux choses de l'esprit, se passionne très vite pour cette science agricole dont il ignorait tous les

éléments ; elle se réveille, s'enthousiasme facilement, se transforme à vue d'œil, et c'est une joie,
en même temps qu'une surprise souvent renou-
velée d'ailleurs, pour les professeurs, que de trouver sous des apparences physiques grossières, des
cerveaux à l'intelligence très aiguisée. Ils prennent
des notes d'abord maladroites, mais très rapidement suffisantes, *demandent des suppléments
d'explication*, etc. » Ils emportent chez eux des
collections de plantes de prairies, de graines pota-
gères récoltées par eux-mêmes en connaissance
de cause.

*La rééducation physique*. — Au point de
vue physique l'amélioration n'est pas moindre.
La nécessité de prendre des notes les pousse à
écrire de la main gauche s'ils ne le peuvent de la
droite.

La nécessité de se servir d'outils *variés*, voire
d'instruments de laboratoire, les rend ingénieux
pour utiliser leurs membres demi-valides, leurs
moignons ou leurs appareils de prothèse.

Un rapport nous dit que ces derniers ne donnent pas les résultats attendus. Le mutilé devenu
industrieux et patient préfère modifier le manche
de l'outil ou l'outil lui-même.

Avec la fréquence de plus en plus grande des
instruments à siège, la vigueur physique et l'habileté manuelle exigées des agriculteurs se trouvent, du reste, diminuées. Sur une charrue à
siège (1) ou sur une moissonneuse, le conducteur

(1) Une charrue à siège travaille chaque année à Ondes
pour l'instruction des élèves depuis quinze ans peut-être. On
se demande pourquoi ce système ou un autre n'est pas plus
répandu au moins pour les labours de printemps et d'été. Les
instruments à siège contribueraient à ramener des hommes à
l'agriculture.

intelligent abattra autant de besogne que son voisin plus fort.

La question budgétaire est accessoire. Que ce soit le ministre de la Guerre ou celui de l'Agriculture, c'est tout le monde qui paye et qui profite de l'École, directement ou indirectement.

Du reste, le placement de ceux qui sortent réformés de l'École et qui ne sont pas propriétaires se fait très facilement.

Ils écrivent des lettres touchantes aux professeurs et moniteurs qui ont contribué à *élever leur niveau social*.

Cet état de choses vaut plus que le diplôme qui leur est octroyé, et récompense les efforts mieux que toutes les félicitations que nous pourrions ajouter à celles des jurys des concours de sortie.

# LA SÉRICICULTURE
## EN ALGÉRIE
### ET LES MUTILÉS DE LA GUERRE

PAR

**A. de MAZIÈRES,**
Ingénieur agronome.

L'élevage ou l'éducation du ver à soie, bien que susceptible de constituer une source de revenus très appréciable, n'a pas été jusqu'ici très étendu en Algérie où cependant les conditions climatériques étaient des plus favorables, et où la main-d'œuvre était peu coûteuse. Peut-être les éleveurs n'ont-ils pas obtenu les résultats qu'ils devaient en attendre parce que, manquant de direction et d'encouragement, ils n'ont pas étendu leur industrie, ou qu'ils ont trouvé des débouchés difficiles pour leur production.

Dans un pays où les propriétés sont en général assez étendues, aucune branche de l'agriculture ne doit être négligée et l'élevage du ver à soie, qui nécessite peu d'efforts, mérite d'être recommandé. L'élevage du ver à soie peut procurer, en effet, une augmentation sensible de gains, sans grands frais et sans que les travaux d'une ferme puissent avoir à souffrir de cette nouvelle branche d'activité. Le cultivateur peut principalement employer à ce travail, qui demande plus de soins que d'efforts, certains *mutilés*, les *femmes* et les *enfants*.

Les événements douloureux que nous traversons nous paraissent aussi, par les misères qui en découlent, apporter plus de poids à l'extension d'une culture, où les *veuves*, les *orphelins* et les *mutilés de la guerre* pourront trouver, sans efforts

et dans un espace relativement court, une source
de bénéfices suffisants pour améliorer leur situation.

Il y a un intérêt général à ce que l'Algérie, très
favorisée par son climat pour la culture du
mûrier et pour l'éducation du précieux ver séri-
cifère, ne reste plus en arrière des autres pays
séricicoles et concourt, pour sa part, à combler le
déficit national dans la production de la soie.

Les premiers essais de sériciculture, en Algérie,
datent de 1841. Ils furent d'abord entrepris à la
Pépinière centrale du Gouvernement militaire
à Alger, sous la direction de M. Hardy et chez
quelques colons de la région. Ces tentatives
démontrèrent tout d'abord que le climat de
l'Algérie, éminemment propice à la culture du
mûrier, était aussi très favorable à l'éducation
du ver à soie. Les soies obtenues à la Pépinière
avaient acquis toutes les qualités désirées pour
que la Société séricicole de Paris les classât parmi
les bonnes soies.

Cependant, à partir de 1850, la sériciculture,
en France et dans une grande partie de l'Europe,
commença à décroître. Des maladies, jusqu'alors
inconnues, atteignirent la précieuse chenille séri-
cifère et paralysèrent les efforts des sériciculteurs.
L'Algérie profita pendant quelques années de cette
situation; mais bientôt ces affections parasitaires,
par des importations malheureuses de cocons
contaminés, lui firent subir le sort des autres pays
séricicoles.

Depuis les belles découvertes de Pasteur sur
l'évolution des maladies du ver à soie, et les
moyens de prévenir leurs effets désastreux étant
connus, la sériciculture a pris un essor nouveau.

En Algérie, il ne faut pas conseiller de faire de trop grandes magnaneries. Elles imposent des frais d'installation, de main-d'œuvre et de soins trop onéreux. La grande éducation demande, en effet, des soins hygiéniques pendant toute l'incubation, souvent impossibles à obtenir sans fortes dépenses.

L'éducation ne devient réellement rémunératrice que dans les petites chambrées où le personnel d'une petite ferme est suffisant pour élever une ou deux « onces ». *Petite magnanerie, grande filature*, dit un proverbe cévenol. Un ménage peut élever une once de graines sans grand frais. Il produit sur son champ et aidé de sa famille, il ramasse des feuilles ou des rameaux, surveille et exécute les petits travaux.

Une once (ou 25 grammes) de graines pour la production de cocons nécessite les seules dépenses suivantes :

|  | Francs. |
|---|---|
| 1 demi-kilo de cocons à 3 francs............... | 1.50 |
| Dépenses d'incubation .................... | 1.50 |
| Papier à étendre sur les claies d'élevage ..... | 6. » |
| Dépenses diverses (chauffage, éclairage, etc.). | 8. » |
|  | 17. » |

Par les nouveaux procédés, on obtient avec une once de graines facilement 50 à 60 kilos de cocons. En admettant le kilo de cocons à 3 francs, on a un produit de 150 à 180 francs, le bénéfice serait de 150 — 17 = 133 francs ou de 180 — 17 = 163 francs.

La consommation de la soie dans le monde entier va toujours en augmentant ; l'Algérie est tributaire pour la soierie indigène des industries de Florence et de la Turquie. D'autre part, en France, en Italie, en Grèce, au Caucase, au Japon, en Turquie, en Perse, les filatures ne peuvent suffire aux demandes du commerce de la soierie, si bien que les pouvoirs publics de plusieurs de ces pays ont intéressé la sériciculture, en la dotant d'une organisation spéciale et en instituant un service séricicole.

L'Algérie doit donc entreprendre résolument l'élevage du ver à soie ; cependant, il ne faut pas s'en remettre uniquement à l'initiative privée, mais bien à l'intervention du Gouvernement général comme de 1841 à 1851, en encourageant la sériciculture par des primes, et par l'organisation d'un service séricicole qui aurait pour but :

1º De donner des renseignements sur les meilleures méthodes de culture du mûrier ; sur les améliorations à apporter à l'éducation du ver à soie.

2º De distribuer gratuitement ou au prix coûtant, des graines saines et sélectionnées par ses soins, principalement *aux familles victimes de la guerre et aux mutilés.*

3º De racheter les cocons à un prix rémunérateur par ledit service, afin d'éviter l'accaparement par des courtiers offrant des prix dérisoires, comme cela se produit souvent.

4º Dé créer une mûraie modèle, et une pépinière pour l'enseignement pratique de l'élevage et la culture du mûrier. De l'étude de l'élevage aux rameaux.

5º *De la création d'une magnanerie dans les établissements hospitaliers des mutilés de la guerre.*

6º De dresser, parmi les blessés et ouvriers, des sériciculteurs-graineurs instruits. D'étudier les meilleurs modes d'élevage du ver à soie ; de sélectionner les meilleures variétés du ver.

7º D'obliger les éleveurs à détruire les maladies contagieuses.

8º De surveiller les magasins à graines (œufs).

9º De distribuer gratuitement des brochures de vulgarisation en français, en arabe et en kabyle contenant les instructions pratiques sur tout ce qui concerne l'élevage des vers et de la culture du mûrier.

# L'ENSEIGNEMENT DE LA VANNERIE
## AUX MUTILÉS DE GUERRE
## A L'ÉCOLE NATIONALE DE FAYL-BILLOT

PAR

**Eugène LEROUX,**
Directeur de l'École nationale d'osiériculture et de vannerie.

Il existe à l'École de Fayl-Billot deux sections de mutilés de guerre :

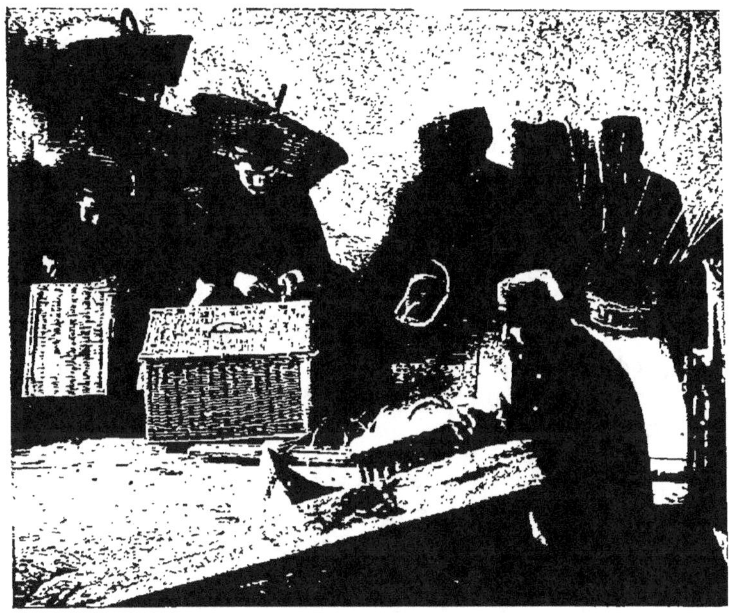

Fig. 38. — Travaux de vannerie exécutés par des mutilés.

A noter qu'aucun de ces hommes n'avait touché un brin d'osier quelques semaines auparavant.

1º Une section de mutilés voyants, créée en septembre 1915 ;

2º Une section de mutilés aveugles, créée en mars 1916.

L'apprentissage de la vannerie pour les mutilés voyants dure trois mois, à l'issue desquels les hommes reçoivent s'il y a lieu un certificat d'instruction.

Ceux qui veulent se perfectionner en vannerie peuvent rester quatre mois, cinq mois, ou même davantage, s'ils sont munis d'une autorisation spéciale.

La durée de l'apprentissage pour les aveugles est de six mois au moins.

L'École peut admettre 20 mutilés voyants et 12 mutilés aveugles.

Pour être admis, il faut être muni d'un certificat de réforme n° 1. Tous les hommes sont nourris et couchés à l'École. Ceux dont la pension est liquidée n'ont rien à payer pendant leur séjour à l'École. Il est fait une retenue de 1 fr. 20 par jour à ceux qui touchent l'indemnité de vivres de 1 fr. 70 pour leur nourriture.

On apprend aux mutilés la vannerie qu'ils désirent. On peut leur enseigner la grosse vannerie, la vannerie fine et la vannerie de luxe (1).

L'École s'occupe du placement de tous les hommes ayant reçu l'instruction professionnelle ; ces hommes sont placés directement par l'École dans l'industrie aussitôt leur sortie d'apprentissage ou encore ils rentrent chez eux, au sein de leur famille, pour y faire de la vannerie. Dans ce dernier cas, l'École intervient encore pour faire assurer du travail à chaque homme par des industriels.

Le but visé est le suivant : tout mutilé sortant d'apprentissage est certain de gagner sa vie.

Des leçons spéciales d'osiériculture, de technologie vannière sont faites à ceux qui le désirent.

Jusqu'à aujourd'hui, 50 mutilés ont profité de l'enseignement donné par l'École de Fayl-Billot.

Les meilleurs élèves mutilés ont été envoyés comme contremaîtres dans divers centres de rééducation. C'est ainsi que l'École a formé les contremaîtres suivants :

(1) Voyez *la Vie agricole et rurale*, 5 août 1916, numéro spécial consacré à l'osiériculture et la vannerie.

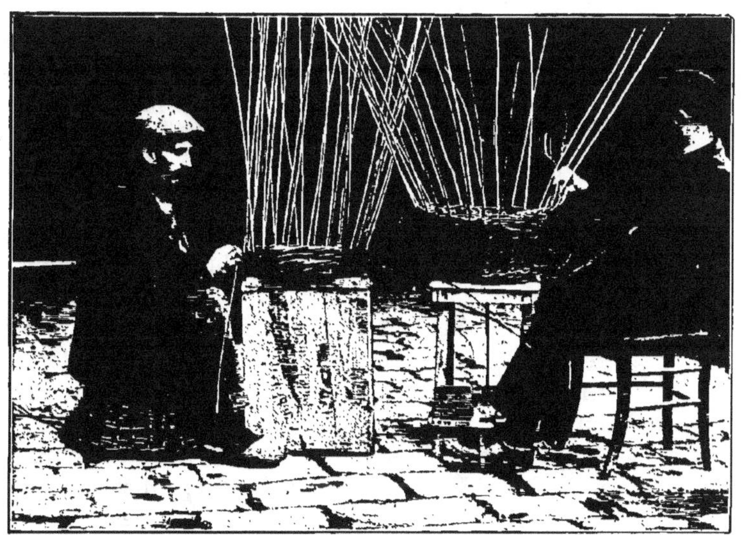

Fig. 39. — Un amputé de la jambe et un amputé du bras font de la vannerie de ferme.

Le manchot, à droite, se sert d'un ustensile imaginé par M. Cunin qui lui permet de maintenir la corbeille avec le pied.

1° Contremaître de vannerie aux Quinze-Vingts, à Paris ;

2° Contremaître de vannerie à la Section des blessés de guerre de Clermont-Ferrand ;

3° Contremaître de vannerie à la Section des blessés de guerre de Limoges ;

4° Contremaître de vannerie à la Section des blessés de guerre de Rodez ;

5° Contremaître de vannerie à la Section des blessés de guerre de Nevers ;

6° Contremaître de vannerie à la Section des blessés de guerre de Nice ;

7° Contremaître de vannerie à la Section des blessés de guerre du Havre.

Quand un homme a terminé son apprentissage et lorsqu'il a une situation, l'École ne le quitte pas.

Elle le suit, le conseille et lui vient en aide si besoin est.

Dans le cas, où l'homme au bout d'un certain temps désire revenir à l'École pour compléter son instruction professionnelle, les portes lui sont ouvertes.

En un mot, le mutilé ancien élève sait qu'il trouvera dans l'École le soutien dont il peut avoir besoin, lorsqu'il se trouvera face à face avec les nécessités de la vie.

Il ne suffit pas de procurer une situation à un mutilé, il faut encore que celui-ci puisse vivre avec la place qu'on lui donne.

Il importe donc de ne pas le quitter de vue et de lui venir constamment en aide.

A cette condition, l'enseignement professionnel portera ses fruits.

# LA RÉÉDUCATION
## DES AGRICULTEURS
### AVEUGLES DE LA GUERRE
#### A L'ÉTABLISSEMENT AGRICOLE DE SEPT-FONS

PAR

P. DE CABAUSSEL.

Il y a, à l'heure actuelle en France, plus de 2 500 aveugles de guerre dont environ 2 000 *agriculteurs*.

Condamner ces derniers à s'immobiliser dans des occupations sédentaires, ce serait leur ravir la part de bonheur et de santé que la vie au grand air et les travaux champêtres leur assuraient. Ils doivent rester agriculteurs.

Mais ils ne pourront avoir cette consolation que s'ils réapprennent à faire, étant aveugles, une partie de ce qu'ils faisaient avant leur cécité. *Et pour cela il faut avoir recours à une rééducation agricole.*

Pour être pratique et complète, cette rééducation doit être à la fois *réconfortante, usuelle et professionnelle.*

*Réconfortante* avant tout : Il ne suffit pas que l'aveugle de guerre se persuade que la cécité dont il a été frappé au service de la patrie doive le faire considérer comme possédant, plus que les autres mutilés de guerre, un titre à se laisser vivre, sans essayer de se rendre utile.

Il faut encore lui réapprendre à vivre en lui prouvant que, malgré la perte de la vue, il peut, par le développement progressif de ses autres facultés, reconquérir sa place dans la vie sociale.

Il faut lui enseigner à réagir contre la mélancolie qui le porterait à se croire encore plus malheureux qu'il n'est en réalité. Il faut l'empêcher de se replier sur lui-même, lui donner du ressort, de l'entrain, lui montrer comment on lutte contre la tristesse, le découragement, l'abattement.

Il faut lui donner confiance en lui-même, ancrer en lui la persuasion qu'il peut arriver à tirer parti de son intelligence et de ses forces, et lui procurer ainsi la joie de sentir que, loin d'être inutile, il peut encore manifester d'une façon utile son activité.

La rééducation *usuelle* apprendra à l'aveugle à se perfectionner dans la lecture et l'écriture du Braille, à se passer le plus possible du secours d'autrui pour se servir à table, pour circuler dans les bâtiments, les cours, les villages pour se promener et même voyager seul. Sans cette rééducation, l'aveugle vivra plus ou moins de ce faux principe, que, faute de guide, il ne peut sans imprudence s'aventurer à tenter ceci ou cela.

La *rééducation professionnelle* permettra à l'aveugle agriculteur de faire une distinction entre des occupations de simple amateur et les travaux qu'il peut aborder d'une façon vraiment pratique, c'est-à-dire avec un rendement utile.

Au premier abord, il peut paraître impossible de s'occuper utilement de travaux agricoles sans le secours des yeux. C'est pourtant un fait d'expérience.

Voici un aveugle viticulteur qui, par des sentiers difficiles, se rend seul à sa vigne, soigne les ceps, les émonde, ébourgeonne, rattache les branches, et enfin coupe les raisins à la vendange.

Tels autres, fermiers, soignent eux-mêmes leur bétail, coupent les betteraves, distribuent le fourrage aux animaux, les font boire, pansent, étrillent et brossent les chevaux, préparent la nourriture des porcs, soignent les lapins et les volailles, font la litière, traient les vaches, écrèment le lait, battent le beurre, fabriquent le fromage.

Décharger les charrettes de fourrage, faire des liens, lier les gerbes, arracher les betteraves, cueillir fruits et légumes, laver la vaisselle, tirer l'eau, faucher l'herbe, atteler et dételer les chevaux, entretenir un rucher, s'occuper des diverses branches du jardinage, et même tenir la charrue ou la herse si un voyant dirige l'attelage, etc., autant de travaux auxquels l'aveugle peut certainement se livrer.

En voici une preuve palpable dans une lettre adressée à M. Brieux, de l'Académie française, qui s'occupe avec tant de dévouement de nos aveugles de guerre.

Je vais quitter Sept-Fons, et veux vous rendre compte de mon séjour.

Un aveugle qui travaille la terre, cela me semblait un non-sens, il y a encore trois semaines. J'étais alors, ainsi que ma mère, sceptique sur ce point. Et cependant mon séjour à Sept-Fons m'a prouvé que je me trompais.

Je vivrai à mon retour sur une propriété d'environ 50 hectares, toute en herbe, où l'on pratique surtout l'élevage. Mais j'aurai aussi un jardin potager.

Voici en quelques mots ce que j'ai pu faire à Sept-Fons, à l'étable, à la porcherie, au poulailler et en plus au jardin.

A l'étable, j'ai fait plus que je ne faisais auparavant J'ai appris à tirer les vaches. J'ai réappris à les soigner ainsi que les porcs, à leur donner nourriture et boisson, et à renouveler leur litière.

Pour le poulailler, j'ai commencé par le nettoyer à fond. Ce nettoyage consistait à démonter le perchoir, à gratter le parquet de ciment, à balayer, à charger le fumier sur une brouette et à conduire cette brouette. Ensuite, j'ai fait la préparation et la distribution de la pâtée, puis la récolte des œufs. J'ai aussi nettoyé avec une houe une cour envahie par les mauvaises herbes.

Dans le jardin j'ai réappris d'abord à bêcher. On couche une planche sur le terrain à travailler et on enfonce la bêche en tenant le dos de l'outil contre la planche. Une fois la passe finie, on recule la planche de 15 ou 20 centimètres, et ainsi de suite. Seulement il faut *regarder* souvent avec la main si la terre est émiettée et si le fossé reste ouvert.

Après avoir travaillé le terrain, j'ai repiqué les poireaux que j'avais préalablement préparés. Le long d'un cordeau ou d'une tringle j'ai pratiqué un petit sillon. C'est dans ce sillon et avec une fiche que j'ai planté à intervalles réguliers mes poireaux. Arrivé au bout de la ligne, je recule mon cordeau ou ma tringle de 30 centimètres et je recommence.

Pour les choux, la salade, etc., la méthode est la même.

La récolte des haricots à rames ou en plates-bandes est facile. De même la récolte de la salade et des autres légumes.

Je suis persuadé que ce que j'ai obtenu à Sept-Fons, d'autres peuvent l'obtenir également, grâce aux encouragements que l'on y rencontre. Ce dernier point est très important pour la réussite de l'essai proposé. Il ne s'agit pas, en effet, d'apprendre un nouveau métier, mais d'être convaincu qu'on peut exercer son ancienne profession agricole à l'aide de moyens spéciaux adaptés à son nouvel état. C'est cette conviction, et ces moyens que j'ai trouvés ici, qui m'ont grandement réconforté.

C'est précisément ce qui manque à l'entourage que nous avons ordinairement. Les clairvoyants, eux aussi, auraient grand besoin de rééducation. Ils vous plaignent, vous serrent les mains, pleurent... « Pauvre ami ! Qu'est-ce que vous pouvez faire?... » Pour eux, nous sommes bons à écorcher des refrains populaires ou des chansons patriotiques avec un petit chien et une clarinette dans les grands squares ou sur les ponts. Pauvres gens ! Ils ne nous connaissent pas. Chacun a sa manière de voir. Et s'ils étaient charitables, ils chercheraient à nous persuader qu'entre eux et nous il n'y a pas de différence.

Ces clairvoyants rééduqués je les ai trouvés à Sept-Fons, aussi j'en pars plein de confiance dans l'avenir.

M$^{me}$ la baronne Thénard, dans une communication à l'Académie d'agriculture, le 31 mai 1916 (voir la *Vie agricole*, n° du 24 juin 1916, t. VII, p. 467), a cité nombre de cas analogues sur les bons effets de la rééducation agricole des aveugles.

Dès le début de la guerre, l'association Valentin Haüy s'est préoccupée de replacer les soldats aveugles dans leur milieu, en les mettant à même de reprendre l'exercice de leur ancienne profession. Elle pose, en effet, en principe que, s'il existe des professions plus particulièrement adaptées à la cécité, comme la brosserie, la vannerie, le rempaillage et le cannage des chaises, l'accordage des pianos, le massage, il est cependant préférable, toutes les fois qu'on le peut, de rendre l'aveugle à son ancienne vie et à ses anciennes occupations. C'est ainsi qu'elle a réadapté parfois les aveugles qu'elle patronnait à des métiers tels que la tonnellerie, la cordonnerie, la coutellerie, la taille des cristaux, qui ne comptent pas parmi les métiers classiques généralement adoptés pour les aveugles. Cette même ligne de conduite s'imposait en ce qui concerne l'agriculture qui est une des branches les plus importantes de l'activité humaine.

L'aveugle pourra-t-il faire seul sa rééducation agricole?

Sauf pour certains cas exceptionnels, la *rééducation isolée* sera *difficile*, *lente* et *restreinte*. Livré à lui-même, l'aveugle ne se doutera même pas de ce dont il est capable ; il s'autosuggestionnera, jugera *a priori* tel travail impossible. Sans expérience et sans encouragement, il tâtonnera longtemps, s'arrêtera devant les difficultés et les insuccès, se blessera, n'aura plus confiance en lui-même, se découragera même, peut-être, à tout jamais.

La *rééducation familiale* sera-t-elle plus efficace?

Certes, les membres de la famille seront aux petits soins pour leur parent aveugle. Mais, excès de prévenances et délicatesses injustifiées le berceront dans la conviction qu'il n'est bon à rien ; et seront plutôt nuisibles à sa rééducation.

Les parents auront toujours le préjugé que l'aveugle n'est propre à aucun emploi, que l'on ne peut compter sur lui pour rien de sérieux. Ils craindront que le moindre travail agricole ne l'expose à un accident. Au lieu de lui donner confiance en lui-même, ils contribueront à le déprimer, à le rapetisser, en le plaignant sans cesse, en lui grandissant son infirmité, alors qu'ils auraient dû en atténuer le souvenir.

Il faut que l'aveugle soit dans un milieu où il se sente affectionné et soutenu. Mais il ne faut pas que le dévouement qu'on lui témoigne soit comme un poison anesthésiant.

Reste la *rééducation technique*, c'est-à-dire *systématique* et *expérimentale*. Elle agit par *principes* résultant de l'expérience.

Pour qu'elle soit efficace, elle doit être donnée à un *groupe* d'aveugles, et à la fois par des *initiés aveugles* et par des *clairvoyants*. Ceux-ci ont dû être formés par des aveugles connaissant vraiment, par une pratique d'au moins cinq à six ans, leur *métier d'aveugles agriculteurs*, et arrivés par leur patience, leur adresse et leur expérience à une foule de résultats incroyables au premier abord.

Enfin, pour obtenir la rééducation agricole, il faut aux aveugles le travail avec des. camarades pendant un certain temps. Les résultats de cette émulation sont incalculables à tous points de vues.

C'est en se basant sur ces idées ques les Trappistes ont organisé dans leur établissement agricole de Sept-Fons, par Dompierre-sur-Bèbre (Allier), une œuvre qui mérite tous les encouragements.

*L'Association Valentin Haüy pour le Bien des aveugles* leur a assuré le précieux concours d'un modeste propriétaire de Lorraine, déjà agriculteur émérite lorsque, il y a six ans, il devint complètement aveugle. La persévérance dans les travaux agricoles les plus divers ont permis à ce cultivateur d'arriver à faire sûrement, facilement et assez vite ce que beaucoup jugeraient dangereux, presque impossible ou interminable pour des aveugles.

Cet agriculteur a formé à Sept-Fons les clairvoyants attachés à l'Œuvre et le Trappiste, zouave aveugle de guerre, qui en a la direction, et se dévoue ardemment au service de ses camarades.

Sept-Fons accepte, dans la mesure des places vacantes, les demandes de ceux qui avant la guerre étaient propriétaires ruraux ou fermiers, aussi bien que celles des simples ouvriers agricoles, qu'on s'efforce, après leur rééducation, de placer dans les exploitations agricoles qui leur assurent une situation professionnelle convenable.

# MUTILÉS DE LA GUERRE
## A L'ÉCOLE NATIONALE D'INDUSTRIE LAITIÈRE
## DE MAMIROLLE (DOUBS)

La rééducation des mutilés de la guerre pour l'industrie laitière ne semble pas avoir, jusqu'à présent, donné des résultats appréciables.

Bien qu'un cours de rééducation ait été institué à l'École nationale d'industrie laitière de Mamirolle, il a été très peu suivi jusqu'ici. L'École a cependant adressé dans tous les dépôts une note indiquant les conditions de cette rééducation.

Un seul mutilé est actuellement à l'École ; deux sont attendus.

Il est difficile, en effet, d'employer en laiterie des hommes auxquels il manque un bras ou une jambe, en raison des travaux physiques parfois assez pénibles qui leur sont demandés et aussi en raison du danger que présente le sol humide et glissant sur lequel on opère.

Mais les cours pourraient être utilement suivis par des jeunes gens qui voudraient connaître la laiterie et la fromagerie et diriger dans la suite un personnel.

Voici le programme de l'École :

. L'École nationale d'industrie laitière a été créée en 1888, à Mamirolle (Doubs), localité située à 14 kilomètres de Besançon et sur la ligne de chemin de fer qui conduit en Suisse, par Morteau.

Elle est destinée à former, suivant l'instruction et les aptitudes de ses élèves : 1º des ouvriers et des chefs fromagers ; 2º des contrôleurs des laits; 3º des directeurs d'exploitations laitières.

Dans ce but les élèves prennent part : 1º à des travaux pratiques : fabrication du beurre et des principaux types de fromage (Gruyère, Port-Salut, Camembert, Pont-l'Évêque, etc.) ; 2º à des exercices de laboratoire ; 3º à des cours théoriques portant sur la technologie et la chimie laitière, la comptabilité générale et laitière, la zootechnie, etc.

Les jeunes gens dont l'instruction est élémentaire et qui aspirent à devenir des ouvriers ou chefs fromagers doivent surtout s'exercer aux travaux pratiques.

En raison de la difficulté que présentent certains de ces travaux, en raison aussi du sol humide et glissant sur lequel on opère, l'usage des quatre membres est nécessaire.

Les hommes atteints d'une claudication légère, ceux privés de l'usage d'un œil peuvent prendre part à tous les travaux.

Les mutilés privés de l'usage du bras gauche pourraient être initiés à la fabrication des fromages à pâte molle (camembert et similaires) et au contrôle des laits. Ceux-là aussi pourraient diriger une exploitation.

Les emplois dans l'industrie laitière sont nombreux et avantageux. Les ouvriers fromagers gagnent facilement 150 francs par mois. Les chefs fromagers et les contrôleurs des laits arrivent au traitement mensuel de 200 à 225 fr. Les directeurs d'exploitation laitière peuvent gagner mensuellement 250 à 300 francs.

Les emplois sont procurés par la direction de l'École et par l'Association des anciens élèves.

La durée des études varie suivant le travail auquel on se destine et suivant les aptitudes personnelles. Elle est de trois mois pour ceux qui se destinent au contrôle des laits. Elle est de six mois pour ceux qui veulent étudier la fabrication des fromages. Elle est de un an pour ceux qui veulent suivre tous les cours.

# L'INSTITUT AGRICOLE DE MUTILÉS
## DE L'UNION DU SUD-EST
## DES SYNDICATS AGRICOLES

PAR

**E. VORON,**
Vice-président délégué de l'Union du Sud-Est des syndicats agricoles.

Les syndicats agricoles de l'Union du Sud-Est, qui, au nombre de plus de 500, répartis en dix dépar-

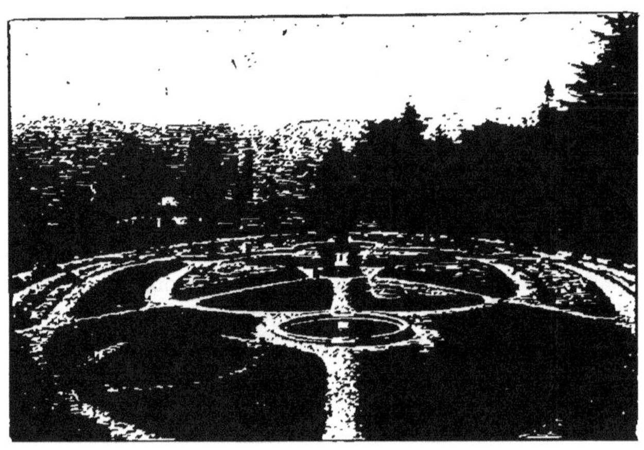

Fig. 40. — Les jardins de l'Institut agricole de Sandar-Limonest.

tements et sous la présidence de M. A. de Fontgalland, constituent un groupement très agissant et très soucieux de tous les intérêts professionnels, ont cru de leur devoir d'étudier, dès qu'il a commencé à se poser, le problème de l'emploi des mutilés en agriculture.

Ils se sont donc entendus avec une école d'agriculture voisine de Lyon, l'Institution Michel Perret, à Sandar-Limonest, qui a bien voulu consentir à créer une section de mutilés de la guerre.

L'Institut, ainsi créé, a commencé à fonctionner dès juillet 1915 : au 1er novembre 1916, il avait reçu 95 pensionnaires dont 75 étaient placés ou rentrés chez eux, l'effectif pendant les grands travaux étant tombé aux environs d'une vingtaine, ce nombre peut être dépassé, il l'a été et va l'être encore, mais il n'est pas désirable qu'il s'augmente trop.

Le domaine de 45 hectares a des ressources variées,

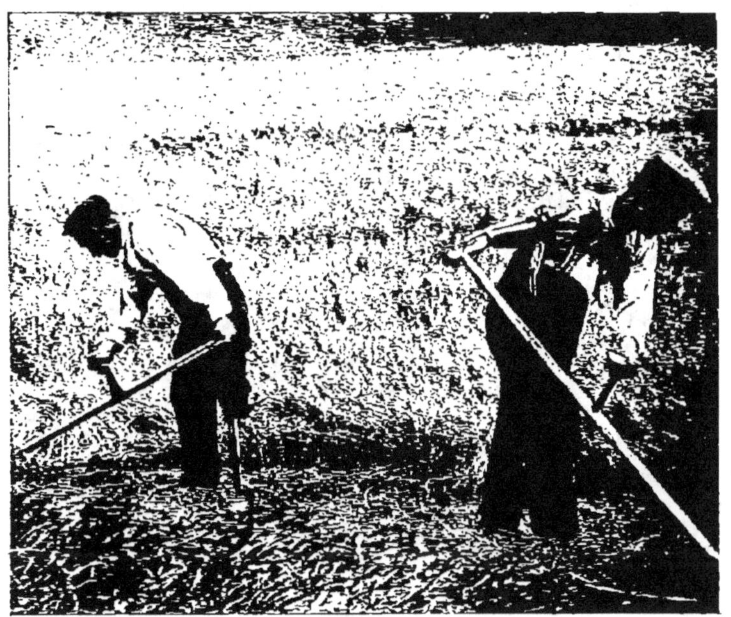

Fig. 41. — Travaux de moisson exécutés par des mutilés.

vingt vaches, deux paires de bœufs, des chevaux, des prés, des champs, des vignes, un beau potager, un beau verger, un rucher, un atelier de forge et de menuiserie pour les menus travaux.

Ainsi constitué, il se prête *aux essais de réadaptation qui suffisent au plus grand nombre, et à quelques apprentissages spéciaux.*

Je dois expliquer cette phrase qui condense les résultats de nos seize mois d'expérience.

La réadaptation suffit au plus grand nombre.

Nos braves mutilés sont, en effet, des cultivateurs ; ils connaissent leur métier, ils ne se soucient guère de le connaître mieux ; ils désirent avant tout pouvoir faire après ce qu'ils faisaient avant.

Il leur suffit ordinairement pour y arriver

1º D'appareils prothétiques appropriés ; il y a à ce

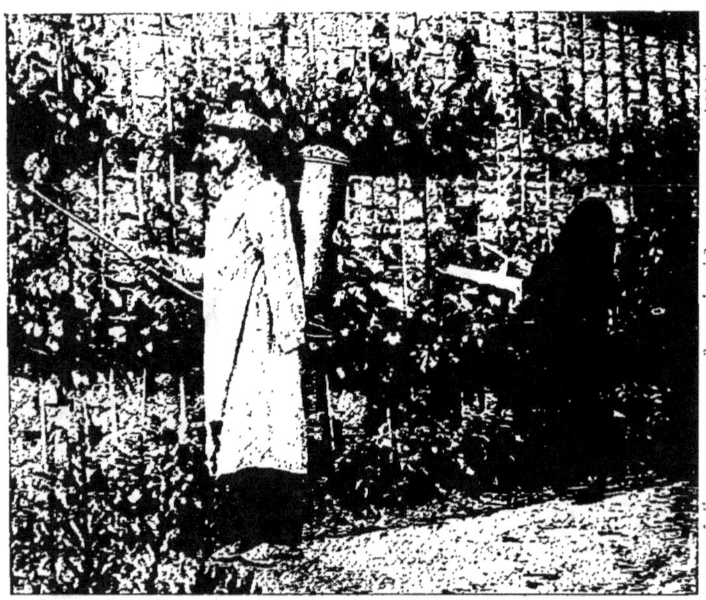

Fig 42. — Travaux de sulfatage de la vigne exécutés par des mutilés.

point de vue beaucoup à faire et nous avons eu la satisfaction, dès le début, de trouver, les ayant cherchés, des appareils de travail, qui depuis ont été vulgarisés, le porte-outils, trouvé par notre collaborateur, M. Alexandre Jullien, est une merveille de souplesse. Nous croyons qu'une action constante doit être continuée dans ce sens, car nous sommes loin encore de la perfection ; il ne faut pas doter le travailleur d'un bras ou d'une jambe de parade, mais d'un appareil solide et léger facilitant ses travaux.

2º D'étudier les moyens nouveaux de travail qui s'imposent à eux. Une machine dont ils ignoraient l'usage, une charrue Brabant au lieu d'une charrue

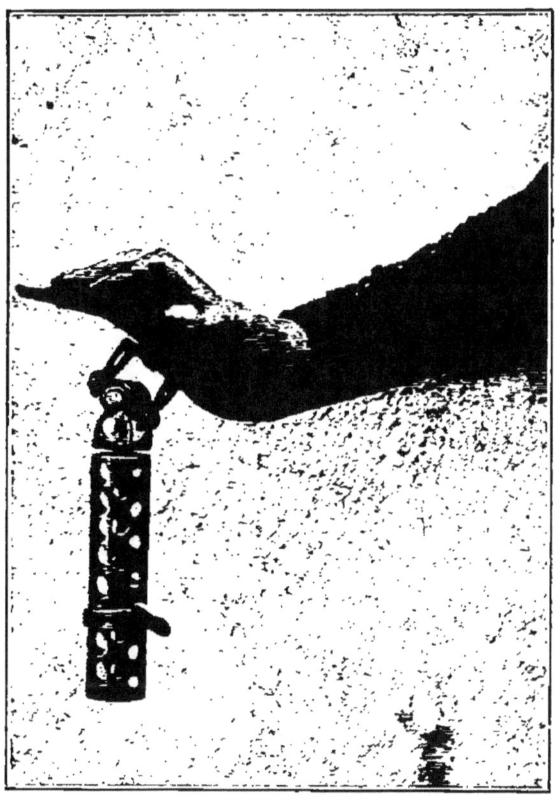

Fig. 43. — Le porte-outils Jullien adapté à une main paralysée.

Ils'adapte aussi aux prothèses du bras. L'instrument bêche-rateau-pioche est fixé dans le cylindre; on peut alors avec l'autre main lui faire faire tous les mouvements, grâce à l'emploiingénieux d'une suspension à la Cardan.

ordinaire, une charrue, un semoir, un cultivateur à siège, une faux, une bêche spéciales, ou même un simple maniement différent des outils ordinaires leur permettront de faire des travaux auxquels ils se croyaient inaptes.

Nous croyons qu'on peut poser en règle que presque tous les cultivateurs peuvent se remettre à leur vie ancienne. Les propriétaires en fournissent la meilleure démonstration; ils n'hésitent pas à reprendre leur exploitation et s'en tirent bien. Les domestiques ou les ouvriers hésitent davantage et certains, parmi les meilleurs amis de l'agriculture, croient qu'il faut les en détourner ; qu'on nous permette de le contester.

La situation du domestique ne diffère de celle du propriétaire qui travaille seul que par la dépendance. Ceux qui détournent les domestiques mutilés de la culture pensent qu'il ne se trouvera pas de patrons pour les embaucher.

Oui, on demande beaucoup à la campagne, surtout au domestique à tout faire. Mais !... D'abord la pénurie des domestiques diminue les exigences, et nous avons placé des unijambistes et des manchots dont on se contente fort bien.

De plus, dans des exploitations d'une certaine importance, la spécialisation permettra d'affecter le mutilé au travail qui lui convient et qu'il fera presque aussi bien qu'un autre ; une jambe en moins n'empêchera pas de s'occuper de l'étable, de la laiterie, du jardin ; un bras en moins n'empêche pas de labourer...

Enfin, qu'on n'oublie pas que la situation de domestique n'est nullement définitive, à la campagne moins qu'ailleurs, et qu'on devient aisément son maître, en achetant ou mieux encore en affermant. Nous ne saurions trop conseiller à nos braves mutilés de s'*établir* dans un de ces petits domaines qui abondent en France, et qui peuvent être acquis mais surtout affermés à un prix modique. Leur pension les mettra à l'abri des premiers besoins et à la campagne, elle vaut beaucoup plus qu'en ville ; du crédit à bon marché, à défaut d'un propriétaire complaisant, leur facilitera leur installation ; la ferme leur donnera une aisance suffisante pour vivre heureux avec leur femme et leurs enfants.

Deux mois sont suffisants pour l'étude des meilleurs appareils de prothèse, et des meilleurs moyens d'exécuter les travaux, et en même temps de quelques petites industries annexes *pour les mauvais temps et l'hiver*.

Nous avons parlé aussi d'apprentissages à titre exceptionnel.

Un véritable apprentissage ne s'impose qu'à ceux qui, par goût, nécessité, ou par ambition, veulent acquérir des aptitudes à une branche nouvelle de l'industrie rurale, l'apiculture par exemple (quatre à cinq semaines suffisent) ou l'horticulture (il faut plus longtemps) que nous conseillons à ceux qu'effraie le retour à la grande culture. En parlant d'ambition, nous songions à ceux qui veulent devenir des chefs de travaux, régisseurs, gardes ou maîtres-valets, ambition très noble, qui permettra mieux le choix des occupations et convient bien à nos braves médaillés si, par ailleurs, ils en sont capables, ce qui n'est pas général.

Nous livrons ainsi au public sans arrière-pensée les fruits de l'expérience que nous avons pu acquérir et nos conclusions toutes favorables au maintien du cultivateur dans son milieu et dans sa profession.

# LA RÉÉDUCATION HORTICOLE
## DES MUTILÉS
### A L'ÉCOLE NATIONALE D'HORTICULTURE

PAR

**J. NANOT,**

Directeur de l'École nationale d'horticulture.

Par décision du 1ᵉʳ février 1916, le ministre de l'Agriculture a créé, à l'École nationale d'horticulture de Versailles, une section spéciale d'apprentis jardiniers pour a rééducation des mutilés de la guerre.

L'enseignement est essentiellement pratique ; il comprend la culture des arbres fruitiers, des légumes, des plantes d'ornement et la pratique de la grosse vannerie. Des causeries sont, en outre, faites par le personnel de l'École sur ces différentes branches de l'enseignement.

Les candidats sont reçus sans avoir à subir d'examen. La durée du stage, pouvant commencer à n'importe quelle époque, est d'une année.

Les mutilés, apprentis jardiniers, comprennent des réformés pensionnés, ou bien des mutilés en instance de pension ou de gratification. Ils doivent avoir l'usage plus ou moins complet des deux bras et avoir déjà exercé une profession agricole ou horticole. Les mutilés apprentis jardiniers sont externes comme tous les élèves de l'École, c'est-à-dire se logent et se nourrissent en ville

Ils sont astreints aux obligations du règlement intérieur de l'École, s'appliquant aux élèves libres.

La journée de l'École commence à 7 heures, en hiver, et à 6 heures, en été. Elle finit à 18 heures.

Un repos de deux heures (de 11 heures à 13 heures) est accordé pour aller déjeuner en ville.

A la fin de chaque mois, les mutilés touchent, à la caisse de l'École, une indemnité de 100 fr. pour qu'ils puissent payer eux-mêmes leurs frais de logement, de nourriture et d'entretien en ville.

Les militaires en instance de pension et renvoyés dans leurs foyers, recevant déjà une indemnité de 1 fr. 70 par jour subissent, sur leur indemnité mensuelle de 100 fr., une retenue de 1 fr. 20 par jour ; sur cette retenue, il est rendu aux mutilés une somme de 0 fr. 50 comme *prime au travail*.

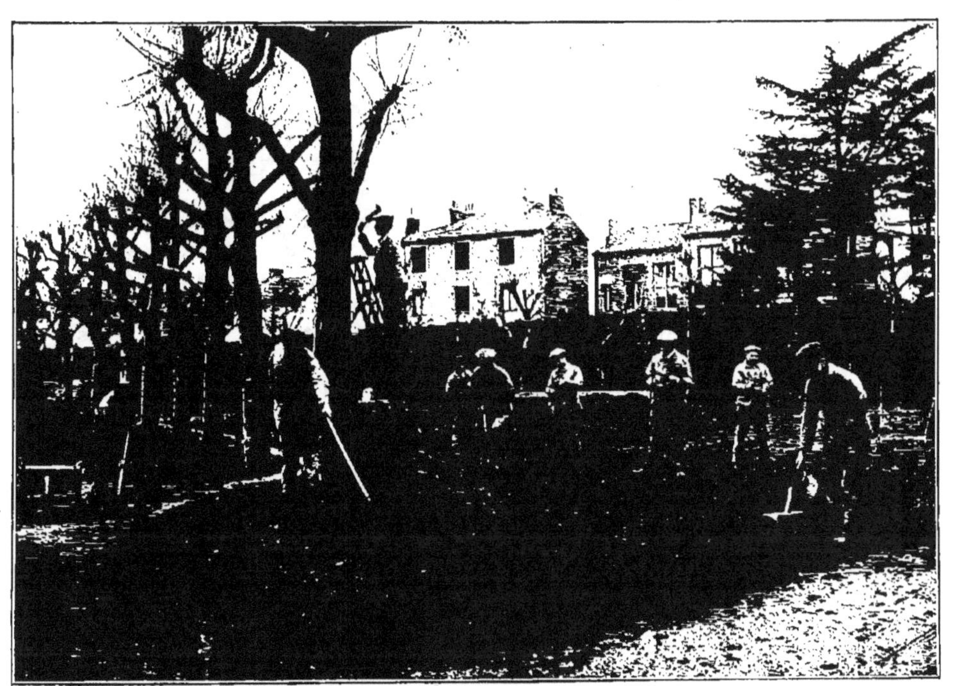

Fig. 44. — Les jardins de l'École de mutilés de Saint-Étienne.

Cette retenue journalière de 1 fr. 20 ne s'applique pas aux hommes dont la pension est entièrement liquidée.

A leur sortie, les mutilés reçoivent du directeur de l'École un certificat constatant la durée de leur séjour dans l'établissement. L'administration de l'École ne s'engage pas à placer les mutilés ayant terminé leur stage, mais elle fait tout son possible pour leur procurer une situation.

---

### A L'ÉCOLE DE SAINT-ÉTIENNE

M. Émile Blanchard, directeur des services agricoles de la Loire, a exposé (*La Vie agricole*, 11 mars 1916) les efforts tentés par l'École des blessés militaires de Saint-Étienne, dès le mois de juillet 1915, pour la rééducation agricole et horticole des mutilés.

L'enseignement pratique de l'horticulture est donné : 1º dans les jardins de l'École ; 2º dans la belle exploitation horticole de M. Chirat ; 3º dans les domaines départementaux, et notamment à la ferme expérimentale de Saint-Jodard annexée au Préventorium installé dans l'ancien grand séminaire.

Dans les jardins de l'École, sous la direction d'un excellent praticien, les élèves reçoivent les leçons de pratique horticole : ils plantent, taillent, greffent, bouturent, sèment, repiquent, binent, etc.

Dans l'exploitation horticole de M. Chirat, sise aux portes de Saint-Étienne, les élèves sont exercés à tous les travaux qui peuvent leur permettre de devenir de bons horticulteurs-fleuristes. L'exploitation est très importante, et c'est pour son bon entretien que M. Chirat a reçu une des plus belles récompenses au concours de primes d'honneur pour la petite culture en 1914.

Le département de la Loire est propriétaire de quelques domaines dont le plus important est à Saint-Jodard. Les élèves, sous la conduite de leur professeur de pratique horticole, se livrent à la taille des nombreux arbres fruitiers auxquels ils appliquent les traitements d'hiver contre les maladies et les insectes, et font des plantations importantes d'arbres fruitiers.

Nombre d'autres opérations, comme la taille, le greffage, le bouturage et l'ensemble des travaux d'intérieur des serres sont à la portée des mutilés de la guerre.

Les résultats après un an de pratique sont des plus
appréciables. Il est incontestable que les élèves sont
intéressés par les questions de métier auxquelles ils sont
initiés. Il y a pendant les premiers mois de leur apprentissage un peu d'appréhension de leur part : ils redoutent
de ne pouvoir arriver à un résultat pratique. Il a fallu
insister, leur donner du courage. Peu à peu leur rééducation s'est faite. Ceux qui n'avaient pas perdu complètement l'usage de leur bras mutilé ont fait, à leur insu,
de la mécanothérapie tout naturellement et récupéré
une partie de la valeur fonctionnelle de leur membre.

# LA PROPRIÉTÉ RURALE
## AUX MUTILÉS DE LA GUERRE

MM. Queuille, Eynac et Laffont ont déposé à la Chambre des députés une proposition de loi tendant à donner aux mutilés de la guerre les moyens d'acquérir une propriété rurale.

Voici l'exposé des motifs de cette proposition :

Le retour à la terre des mutilés de la guerre est un souci qui s'impose au législateur.

Nous avons le devoir impérieux de faciliter, d'assurer dans toute la mesure où faire se pourra, la reprise de leur vie normale aux mutilés originaires des champs.

Déjà, nos campagnes souffraient d'une désaffection aussi injustifiée qu'inquiétante : il ne faut pas qu'au lendemain de la guerre l'exode vers la ville aille encore croissant. Il y a là un danger social auquel il convient de parer immédiatement en s'efforçant de rendre à leur foyer, de garder à leur village, de retenir à leur terre les victimes de la guerre.

Il n'est pas possible, il ne serait pas souhaitable que tous deviennent des fonctionnaires, il serait extrêmement dangereux de. les attirer en trop grand nombre dans les industries de la ville. Que les ouvriers blessés retrouvent, après leur rééducation professionnelle, leurs anciens emplois, rien n'est plus légitime et rien ne sera plus heureux. Mais arracher à nos campagnes, déraciner des terriens insuffisamment préparés à la vie de l'usine pour les exposer peut-être, pensionnés qu'ils seront, à accepter des salaires inférieurs, risquer ainsi de créer un douloureux conflit dans le monde du travail, serait une faute dont il convient de se garder.

Ces légitimes préoccupations se sont déjà fait jour.

La commission interministérielle, qui siège au ministère de l'Intérieur, subventionne les œuvres de rééducation qui facilitent le retour à la terre des mutilés, le ministère de l'Agriculture leur ouvre ses établissements d'enseignement agricole; des initiatives privées s'emploient à leur placement.

Mais là ne doit pas se borner l'effort.

Dans une séance de l'académie d'agriculture, M. Souchon signalait combien tous ceux qui s'adonnent à l'œuvre de rééducation des mutilés de la guerre avaient été frappés de la difficulté qu'on éprouve à les maintenir dans leur ancien métier, bien qu'ils soient encore capables de l'exercer.

Et l'éminent professeur d'économie rurale remarque que, parmi les mutilés originaires de la campagne, à part ceux qui ont la certitude d'y retrouver une exploitation à leur compte, beaucoup veulent apprendre un métier des villes.

Pour les retenir vraiment à la terre nourricière, il ne suffit pas de leur attribuer une pension, il faut leur donner les moyens de se faire un foyer, une famille, un patrimoine.

M. Nouhaud, frappé de cette nécessité, a déposé à la Chambre une proposition de résolution tendant à faire bénéficier les mutilés des lois sur les habitations à bon marché, sur la petite propriété et sur le crédit agricole.

Serait-ce là œuvre suffisante et suffisamment efficace? Nous ne le pensons pas.

Donnons tout de suite aux mutilés les moyens d'acquérir une habitation avec quelques hectares de terrain qu'ils cultiveront avec le concours des leurs, dont ils pourront diriger l'exploitation; faisons-en donc de petits propriétaires.

Pour atteindre un tel but dans des conditions satisfaisantes, il suffira que l'État verse au mutilé : 1º Un capital égal au quart de celui nécessaire à l'établissement de la rente. Ce versement étant définitif, la pension se trouve réduite d'un quart. C'est l'application de l'article 9 de la loi du 9 avril 1898. Il nous a paru équitable de ne pas traiter plus mal les victimes de la guerre que ne le sont les victimes du travail. Nous nous référons ainsi à une loi qui a fait ses preuves et à laquelle se référera demain le nouveau régime des pensions.

2º Une avance d'un capital égal au précédent portant intérêts, et dont le remboursement sera garanti à l'État par une retenue sur la pension et par le privilège de vendeur dans lequel l'État sera subrogé de plein droit.

La propriété rurale ainsi acquise restera à la jouissance de la femme survivante ; nous nous rapprochons ainsi du bien de famille. Le texte prévoit en outre des avantages importants aux familles nombreuses. Enfin l'obligation faite au mutilé de jouir personnellement ou avec sa famille de la propriété acquise, pendant les premières années, écartera tout danger de spéculation.

Il nous semble que de telles mesures faciles à réaliser sans qu'un effort disproportionné soit demandé aux mutilés et imposé à l'État, pourront être fécondes en résultats bienfaisants. Nous avons voulu tout de suite préciser quels avantages l'on pouvait faire immédiatement et sans difficultés aux mutilés de la guerre pour les retenir au sol ; nous pensons que le bénéfice de ces dispositions pourra être étendu, notamment aux veuves pensionnées, lorsqu'aura été fixé le régime définitif des pensions.

# LA
# RÉÉDUCATION AGRICOLE
## A L'INSTITUT MILITAIRE BELGE
## DE PORT=VILLEZ

PAR

**P. LINDEMANS.**
Ingénieur agricole,
Professeur à l'Institut militaire belge de Port-Villez.


Une des premières préoccupations de nos organisateurs, lorsqu'en juillet 1915, le ministre de la Guerre de Belgique créa à Port-Villez l'Institut militaire belge de rééducation professionnelle, fut de doter nos mutilés ruraux d'une école d'agriculture. Le programme fut élaboré sous la compétente direction de M. le capitaine Haccour, directeur du service technique, et de M. Alleman, directeur pédagogique. Il comprend trois parties : l'agriculture proprement dite, l'horticulture et les petits élevages.

Pour l'enseignement pratique, nous disposons de 30 hectares de terrain attenant à l'Institut même, et d'une ferme-école avec pâturages et cultures à Blaru, d'une étendue de 19 hectares. Une seconde ferme de 22 hectares, comprenant des pâtures, vient d'être louée ; elle permettra d'étendre encore l'enseignement pratique.

L'enseignement théorique vise à donner aux jeunes cultivateurs les bases scientifiques indispensables à l'agriculture moderne. Le programme des études comprend : l'étude de la terre, des engrais et la chimie agricole, la zootechnie spéciale, l'élevage et l'alimentation, les constructions rurales, la mécanique agricole et la comptabilité. Sous la direction de praticiens, les élèves reçoivent à la ferme-école la formation professionnelle. Une partie des terrains de la ferme a été réservée à la culture maraîchère intensive ; les étables et la basse-cour sont bien garnies ; la comptabilité est tenue par les élèves. Depuis peu, une laiterie et une école de fromagerie y sont annexées.

La section horticole comprend les cultures

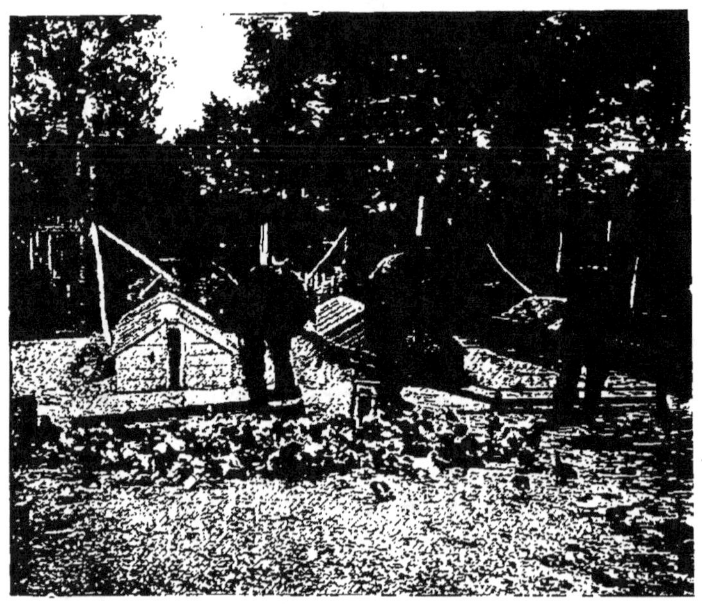

Fig. 45. — L'aviculture à l'Institut militaire belge de rééducation agricole.

maraîchères, l'horticulture, l'arboriculture fruitière et la floriculture.

Le jardin-école a été complètement aménagé par les élèves, guidés naturellement par des professionnels.

Dans ce but, on a dû défricher une partie du bois de Port-Villez et l'assainir par des drainages.

Ce jardin présente plusieurs types : des jardins

ouvriers modèles et de dimensions différentes ; des jardins bourgeois ; une pépinière pour l'arboriculture fruitière ; des cultures sous verre pour primeurs ; des jardins d'agrément français et anglais donnent à l'ensemble un aspect harmonieux.

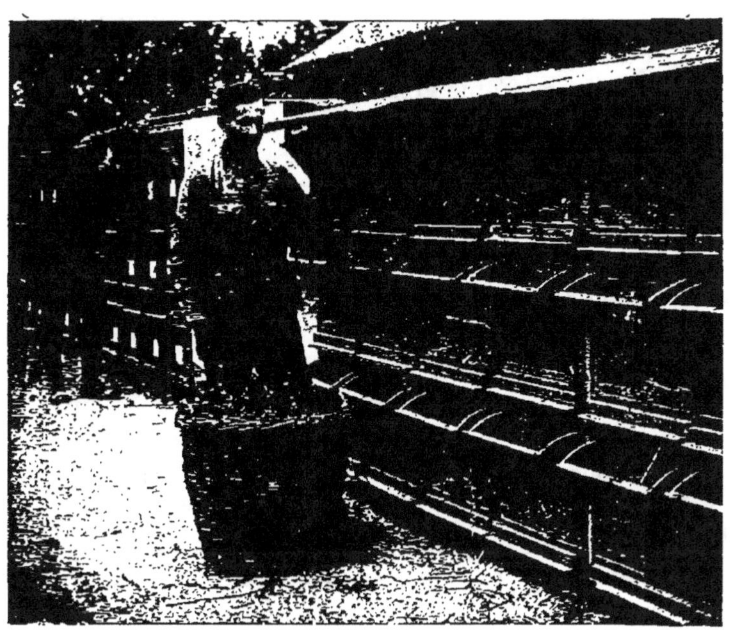

Fig. 46. — Les clapiers de l'Institut militaire belge de rééducation agricole.

Des cultures maraîchères intensives sont établies dans les environs de l'école.

Tous les légumes provenant de ces cultures servent à l'alimentation de l'école, sont vendus aux établissements hospitaliers ou à l'Intendance.

Les mutilés apprennent ainsi la pratique de la récolte, de l'emballage et de l'expédition des fruits et des légumes.

Les espaces entre les lazarets sont aussi transformés en jardins et entretenus par les élèves. Et ce fut une heureuse idée du capitaine Haccour d'initier ainsi chaque soldat indistinctement, au jardinage et de lui apprendre l'amour des fleurs.

Les cours des petits élevages comprennent l'aviculture, la cuniculture et l'apiculture. L'homme le plus estropié peut y trouver une occupation lucrative et intéressante.

L'école d'aviculture possède une salle d'incubation avec nombreuses couveuses artificielles et de vastes parcs d'élevages. Des clapiers, remarquables d'hygiène et de confort, comptent une population de plus de 300 lapins reproducteurs.

Cet élevage est complété par un atelier spécial de fourrure, où les mutilés apprennent la préparation des peaux et leur utilisation.

Enfin, un rucher de plus de trente colonies d'abeilles à la disposition des élèves apiculteurs.

Sous peu, une nouvelle section sera organisée : l'élevage pratique du gibier.

Dans les campagnes belges, les petits élevages étaient très en honneur et procuraient aux artisans ruraux de beaux bénéfices supplémentaires, tout en leur faisant aimer la vie des champs.

Aussi, non seulement les cultivateurs, mais tous les mutilés indistinctement sont admis à ces cours.

C'est ainsi que nous préparons nos mutilés ruraux à la lutte économique future, lutte qui sera aussi dure que les combats où ils ont versé leur sang pour la défense de la patrie outragée, et de leurs foyers violés.

# LA CULTURE MÉCANIQUE
## ET
## LES INVALIDES DE LA GUERRE

PAR

le Dr BOURRILLON,
Directeur de l'Institut national professionnel des invalides de la guerre
de Saint-Maurice (Seine).

Parmi les professions qui peuvent rattacher à la terre les invalides de la guerre, si généralement disposés à abandonner les campagnes, il en est une qui les séduit volontiers : c'est celle du mécanicien rural destiné principalement à la conduite et à la réparation des tracteurs et de toutes les machines utilisées dans les exploitations agricoles.

C'est dans le but de former des mécaniciens de ce genre que, le 1er avril 1915, a été ouvert à l'Institut national professionnel des invalides de la guerre de Saint-Maurice, le premier cours qui ait, croyons-nous, fonctionné en France pour cette éducation spéciale. Il me paraît, dès lors, intéressant de faire connaître le résultat d'une expérience qui se poursuit depuis plus de vingt mois, aux nombreuses personnes que préoccupe si justement le sort de notre agriculture.

L'emploi des moteurs à explosion ou électriques à la ferme et surtout l'application des premiers à la motoculture, viendront heureusement suppléer au manque de bras qui s'annonce prochain et redoutable. Il faut donc conseiller leur usage et faire connaître leurs avantages. Mais aucune propagande en vue de la vulgarisation de ces moteurs ne saurait être couronnée de succès, si l'on n'accompagne la démonstration théorique, d'organisations pratiques facilitant leur emploi pour les cultivateurs généralement routiniers. L'embarras affairé des automobilistes, plongeant leurs regards anxieux et leurs mains noircies par le cambouis, dans la profondeur du capot de leurs véhicules rétifs, qui a si souvent provoqué le rire narquois du paysan, n'est pas fait pour encourager celui-ci dans l'emploi de machines analogues. Il ne s'y décidera que lorsqu'il aura la possibilité de porter rapidement et économiquement remède à leurs pannes qu'il redoute, c'est-à-dire lorsqu'il aura à sa portée un homme qui puisse l'encourager, le diriger et l'assister en cas d'accrocs.

C'est là le rôle du mécanicien rural que nous cherchons à former à Saint-Maurice. Les élèves y acquièrent les connaissances complètes du moteur à explosion ou électrique. Ils font un peu de tour, de forge, de ferblanterie, de soudure, etc., et, quand ils sont bien au courant de ces divers tours de mains qui rendent tant de services à la campagne, ils sont enfin initiés, dans des maisons spéciales, à la pratique et à la conduite du tracteur.

J'ai la conviction que plus on multipliera le nombre de ces mécaniciens *bricolliers*, qui ne sont évidemment pas des ajusteurs émérites (et il faut les en persuader pour les empêcher de trop présumer de leur habileté), plus on facilitera la vulgarisation de nouvelles méthodes d'exploitations rurales au moyen des moteurs.

Il faut, à mon avis, au moins cinq à six mois pour préparer ainsi un jeune homme à cette profession et je n'ai cessé de m'élever contre la prétention de réduire à deux et même à un mois la durée de cet apprentissage. Assurément, dans ce court délai, on peut apprendre la conduite proprement dite, mais si une panne se produit, ces conducteurs improvisés se trouvent dans l'impossibilité d'y remédier : alors, devant son mécanicien et son tracteur immobilisés, le propriétaire exaspéré regrette souvent la grosse somme qu'il a employée à l'acquisition de cet engin capricieux. Rien n'est plus décourageant pour lui et pour ses voisins. Aussi faut-il, pour que la culture mécanique soit appréciée à sa juste valeur, que le tracteur soit dirigé par de véritables praticiens qui, loin d'un centre de quelque importance, sachent parer aux accrocs les plus simples, reconnaître la pièce usée ou altérée et remettre la machine au point, après remplacement de cette pièce, demandée, s'il y a lieu, au constructeur.

Comment, dira-t-on, un invalide peut-il avoir la force et l'habileté nécessaires pour tenir ce rôle avec quelque chance de succès?

Évidemment, il faut faire une sélection parmi nos braves invalides. Des essais que j'ai poursuivis, il résulte qu'on doit écarter de cette profession tous les amputés de bras ou de jambes, et notamment les amputés du membre supérieur. Il faut songer que, dans la pratique, le conducteur ne reste pas inamovible sur son siège, qu'il est souvent obligé de monter ou de descendre de son tracteur, même pendant qu'il est en marche, qu'il doit s'occuper, dans bien des cas, de la machine remorquée, charrue, herse, etc. ; qu'il doit aussi pouvoir démonter et remplacer toutes les pièces de ce moteur. Ce ne sont ni des manchots, ni de grands amputés qui pourront se livrer aisément à ces opérations. Tout au plus des amputés de jambe, marchant sur le genou ployé avec un bon pilon, peuvent-ils travailler à l'atelier, mais j'ai constaté quelles difficultés ils éprouvent à suivre un tracteur dans les terres, même avec un sabot ou une semelle large au bout de leur pilon.

Il ne faut pas, d'une façon générale, se payer d'illusions, quand il s'agit de faire le choix d'une carrière pour un invalide. J'ai vu trop de ces malheureux qui avaient appris un métier sous la direction complaisante de leurs professeurs, être obligés de l'abandonner, le jour où ils ont voulu en tirer leurs moyens d'existence, pour ne pas insister sur le danger de conseils donnés à la légère, par des personnes extrêmement bien intentionnées, mais mal éclairées.

Pour devenir mécanicien de tracteurs, j'estime donc qu'il faut, à de rares exceptions près, posséder les deux bras et les deux jambes. Si nos invalides renoncent un peu à la poursuite de la *petite place*, objet des désirs d'un trop grand nombre, ce ne sont pas les candidats qui manqueront, car, à côté des *amputés*, il y a une quantité au moins aussi considérable *d'estropiés*, c'est-à-dire d'invalides dont certains membres blessés ont perdu une partie de leur activité fonctionnelle suffisante pour les empêcher de reprendre leur ancienne profession, mais qui leur permet cependant de s'adapter à une nouvelle. C'est parmi ces derniers que l'on devra recruter les futurs mécaniciens ruraux. Prenons, par exemple, un cultivateur atteint d'une ankylose du coude, en position d'angle droit dite favorable (à tort, quand il s'agit de cultivateurs). Il lui est à peu près impossible de piocher la terre, de pousser une brouette, etc., tandis qu'il pourra conduire et entretenir un tracteur. De même pour certaines paralysies des membres

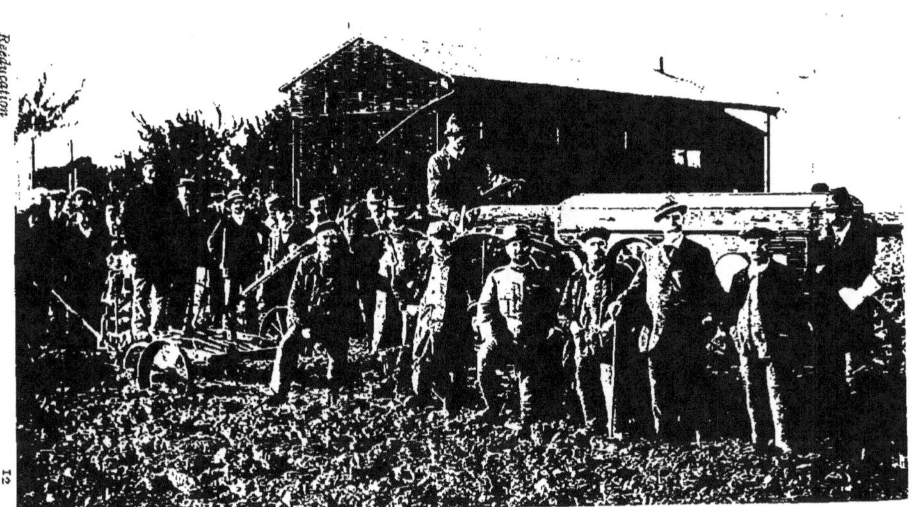

Fig. 47. — Les premiers élèves mécaniciens aux essais de motoculture de Grigny.

supérieurs ou inférieurs, pour des raccourcissements, suite de fracture vicieusement consolidée, etc. Il importe d'examiner minutieusement tous les candidats et de s'assurer qu'ils ont assez d'habileté manuelle et assez d'agilité aussi, pour accomplir leur tâche. Il ne faut pas que l'impossibilité matérielle où ils risquent de se trouver de satisfaire aux nécessités de leur service, une fois en place, n'indispose leur patron et n'entraîne leur renvoi. Beaucoup d'employeurs montrent de la défiance envers les invalides et il est essentiel de ne pas la justifier en leur fournissant des apprentis incapables de leur donner satisfaction.

Mais, je le répète, avec les degrés divers des innombrables infirmités, il est relativement facile de trouver des invalides dont la capacité physique est suffisante, pour leur permettre de pratiquer utilement la motoculture et de rendre aussi, pendant les époques où elle est impossible, de nombreux services à la ferme.

Voici, à titre d'indication, le tableau du mouvement de l'atelier spécial de mécanique agricole à Saint-Maurice :

Inscrits du 1er mai 1915 au 30 novembre 1916.   79

*Mouvement.*

| | |
|---|---|
| Renoncé après essai de moins d'un mois.... | 7 |
| Renvoyés par mesure disciplinaire........ | 4 |
| Évacués sur un hôpital................. | 4 |
| Passés dans une autre école.............. | 2 |
| Destination inconnue................... | 3 |
| Rentrés dans leur famille après apprentissage terminé...................... | 3 |
| Placés par l'administration.............. | 28 |
| Présents ............................. | 28 |
| | 79 |

*Professions antérieures des élèves.*

| | |
|---|---|
| Charpentier-couvreur...................... | 1 |
| Chocolatier.............................. | 1 |
| Cotonnier ............................... | 1 |
| Cuisinier................................ | 1 |
| Cultivateurs............................. | 29 |
| Employés de commerce.................... | 7 |
| Graveur................................. | 1 |
| Maçons.................................. | 2 |
| Manœuvres.............................. | 4 |
| Marbrier................................ | 1 |
| Maréchaux............................... | 5 |
| Marin................................... | 1 |
| Mécaniciens ............................. | 6 |
| Mineur.................................. | 1 |
| Monteur ................................ | 1 |
| Peintre en bâtiments..................... | 1 |
| Serruriers ............................... | 3 |
| Tisserand ............................... | 1 |
| Tuilier ................................. | 1 |
| Valets de chambre........................ | 3 |
| Verrier.................................. | 1 |
| | 72 |

*Impotence fonctionnelle.*

*Perte de membres.*

| | Membres supérieurs. | Membres inférieurs. | |
|---|---|---|---|
| Amputation, désarticulation, etc................... | 3 | 13 | = 16 |

*Infirmités.*

| | | | |
|---|---|---|---|
| Ankylose, résection, paralysie, fracture, etc.............. | 10 | 42 | = 52 |
| | 13 | 55 | |

*Tête.*

Trépanation................................... 1

*Tronc.*

Fracture du bassin............................ 1

*Organes divers.*

Perte d'un œil................................ 2

72

On peut voir par ce tableau, d'abord, que la proportion de cultivateurs revenus à la terre par la motoculture est importante, que 5 maréchaux ferrants ont évolué vers la mécanique rurale et qu'enfin le nombre des infirmités est de beaucoup supérieur à celui des pertes de membres, dont les porteurs ont à peu près tous renoncé à cet apprentissage.

Certains mécaniciens ont été placés directement chez des agriculteurs ; d'autres sont employés dans des entreprises de travaux agricoles mécaniques ou chez des constructeurs dont ils vont accompagner les machines chez les acquéreurs, qu'ils initient à leur fonctionnement. Ce sont d'excellents agents de propagande qui vont ainsi dans les campagnes dresser à leur tour des conducteurs.

Nous ne pouvons, par discrétion, faire connaître le taux des salaires reçus par eux. Il est d'ailleurs très variable suivant les aptitudes et les qualités de chacun, mais on peut affirmer qu'il est toujours très supérieur aux salaires des ouvriers agricoles ordinaires.

Ainsi se confirment mes conclusions que la profession de mécanicien rural est une de celles qui favorisent le plus le retour à la terre des cultivateurs invalides, qu'elle n'est généralement compatible qu'avec les infirmités ne comportant pas l'amputation des bras ou jambes, qu'elle constitue une situation avantageuse pour beaucoup de blessés, tout en aidant au développement d'une branche de l'agriculture qui, en raison du manque de main-d'œuvre, prend dès maintenant une importance capitale.

# LA MÉCANOTHÉRAPIE AGRICOLE

PAR

les D<sup>rs</sup> J. BELOT et PRIVAT (1).
Médecins du centre d'électro-radiologie de la XIII<sup>e</sup> région.

Quand on a observé pendant longtemps les résultats obtenus par la mécanothérapie chez les blessés de guerre, on est convaincu de l'insuffisance de cette méthode. Ce n'est pas qu'il faille incriminer la méthode elle-même : on ne saurait douter de la valeur de son principe. Il n'est pas discutable qu'une articulation enraidie, un membre atrophié et affaibli, bénéficieront d'un exercice méthodique et progressif. Mais est-il besoin, pour atteindre ce but, d'avoir nécessairement recours aux machines compliquées et coûteuses que l'on rencontre dans les instituts mécanothérapiques? Ce n'est ni le lieu, ni le moment de faire le procès de la mécanothérapie, de discuter la valeur des appareils passifs et actifs. Chaque physiothérapeute sait cependant que s'il n'avait à sa disposition que des machines, il ne guérirait que fort peu des blessés confiés à ses soins. La machine est aveugle, la machine est inintelligente, parfois même brutale; il faut la conduire, la diriger et, même avec un personnel choisi, une surveillance attentive est toujours nécessaire. Mais ce n'est là que le plus petit défaut de la mécanothérapie : il en est d'autres bien plus graves.

Malgré l'ingéniosité des constructeurs, le nombre de mouvements provoqués est forcément limité : les machines ne peuvent reproduire

(1) Centre d'électro-radiologie de la XIII<sup>e</sup> Région (Autorisation de publier de M. le Directeur du Service de santé de la XIII<sup>e</sup> Région).

tous les mouvements physiologiques. Elles ne correspondent pas à tous les besoins, et sont souvent insuffisantes. On les a suppléées par la mobilisation manuelle, le massage, les exercices d'assouplissement, etc., ensemble de manœuvres récemment groupées sous le nom, un peu dur,de *kinésithérapie*. Qu'il s'agisse de mécanothérapie proprement dite ou de kinésithérapie, il importe de donner au travail une durée suffisante. Personne n'admettra qu'un exercice de quelques minutes, à divers appareils, suivi même de cinq ou de dix minutes de massage, peut suffire pour guérir vite et bien les enraidiset les fracturés de la guerre !

Certes, en temps de paix, chez les gens du monde, clients habituels des salles de mécanothérapie, le traitement doit être impressionnant par la complication du mécanisme, et de courte durée. Il importe de ne pas fatiguer des gens qui demandent à cette méthode un semblant d'exercice. Il en est tout autrement avec les blessés.

Le but du traitement est de rendre des hommes à l'armée le plus rapidement possible et de permettre aux plus gravement atteints, de récupérer le maximum de fonctions. Il faut donc agir avec activité ; il faut doubler, tripler, quintupler la durée des exercices ; il faut les combiner avec des marches, des jeux, des travaux divers. Sans fatiguer l'homme, il est nécessaire de l'amener à augmenter progressivement la durée du travail musculaire ou articulaire.

Dès le début des hostilités, nous avons pensé que le meilleur traitement serait celui qui, en s'adressant à toutes les fonctions, provoquerait un exercice constant et progressif. Aussi avons-nous eu l'idée de faire travailler aux champs ceux des blessés suffisamment valides pour pouvoir y être utilisés. En les surveillant de très près, en réglant l'effort, en assurant la progression du travail, on devait obtenir des résultats excellents. Les autorisations nécessaires furent demandées à M. le général commandant la région et à M. le directeur du Service de santé : cette méthode de traitement prit le nom de « cure complémentaire de mécanothérapie agricole ». Les résultats que nous avons obtenus depuis deux ans, nous permettent aujourd'hui d'être fixés sur l'excellence de cette méthode et de pouvoir, en toute sécurité, en préconiser largement l'emploi.

**Valeur du traitement.** — Il n'est pas douteux que le travail des champs constitue un exercice remarquablement actif pour toute une série de raideurs, d'atrophies ou de limitations des mouvements. A l'inverse de la mécanothérapie passive, le blessé produit un travail ; ce n'est plus la machine ou le bras du masseur qui provoque le mouvement, c'est le blessé lui-même qui, faisant effort, réalise une mobilisation active, volontaire, progressive.

Il suffit de connaître un peu le travail à la campagne, pour se rendre compte que, dans ses variétés infinies, il réalise non seulement une gymnastique générale, mais encore assure l'exercice méthodique de chaque organe.

Ainsi, dans les travaux de binage et de sarclage des betteraves et des pommes de terre, l'homme fait travailler légèrement l'épaule, activement le coude, fortement, mais avec une amplitude réduite, le poignet, fortement les doigts qui serrent l'outil. La colonne vertébrale, les muscles dorso-lombaires et abdominaux collaborent doucement au travail, puisque le sujet s'incline et se relève légèrement à chaque coup de pioche ou de sarcloir. Enfin, pour sarcler et pour biner, l'homme fléchit légèrement le tronc sur les cuisses et les cuisses sur les jambes, tout en avançant lentement : la hanche, le genou, l'articulation tibio-tarsienne exécutent des mouvements réguliers, supportent des efforts proportionnés au travail ; les muscles extenseurs et fléchisseurs se contractent périodiquement.

Un travail plus actif, mais plus dur, réservé aux hommes plus valides est celui de la faux, qu'il s'agisse des fenaisons ou des moissons. L'homme doit avoir de bons bras ; il exerce ses doigts à serrer l'outil ; les coudes accomplissent une série de mouvements rythmés et progressifs ; les articulations scapulo-humérales, huméro-radio-cubitales se rodent et se mobilisent à chaque coup de faux. Les muscles font effort, le travail est parfois pénible, mais quel merveilleux traitement de l'atrophie musculaire à son stade de régression et d'hypotonicité.

Pendant que les plus valides et les plus exercés fauchent, les autres fanent, chargent le foin ou bien javellent, lient et ramassent les gerbes derrière les faucheurs. Ces travaux secondaires de l'agriculture, moins pénibles à coup sûr, n'en sont pas moins actifs pour le but que nous poussuivons.

Un peu plus tard, les hommes seront occupés à la récolte des fruits, très abondants dans le coin de la Limagne où les événements nous ont conduits ; les doigts enraidis s'exercent à plaisir en effectuant la cueillette. Puis ce sera la préparation des noix : elle consiste à enlever la gaine qui entoure la coquille, à « écaller » le fruit, comme disent les habitants de ce pays ; pour l'effectuer, les doigts mouillés s'exercent activement.

Le travail de la terre, les labours, les semailles succèdent, en automne, aux labeurs d'été. L'homme qui conduit la charrue, car ici on emploie encore l'araire, fait travailler ses mains et ses bras, mieux qu'avec la machine la plus perfectionnée. Le tronc aussi s'assouplit et les jambes, tout en suivant le sillon qui s'ouvre devant elles, supportent une partie de l'effort qui guide la charrue.

On voit que pour rendre à un homme l'usage de ses membres enraidis, point n'est besoin de machines compliquées et coûteuses.

La meilleure mécanothérapie n'est-elle pas celle qui, s'inspirant des mouvements normalement effectués, cherche à les reproduire par des machines appropriées? Les travaux des champs réalisent, pour ainsi dire, l'appareil universel, puisqu'ils nécessitent l'exercice méthodique du membre supérieur, du membre inférieur et du tronc, en un mot, de tout l'organisme. La diversité des travaux agricoles, leur infinie variété permettent d'adapter l'exercice à la fonction la plus atteinte, de traiter par conséquent la lésion qu'il faut guérir.

On sait que l'homme accomplit un effort avec plus de facilité lorsqu'il en constate l'effet : une expérience facile à réaliser le prouve avec évidence.

Prenons un blessé de l'épaule, encore enraidi, et faisons-lui tourner une roue. Il effectuera le travail pendant quelques instants, bientôt il ralentira son effort et finira par s'arrêter. A côté de lui, plaçons un autre blessé, atteint de la même lésion, mais remplaçons la roue par le volant d'une pompe : quoique l'effort nécessaire soit plus grand, il tournera la pompe avec plus d'activité et pendant plus longtemps. Tandis que le premier fournit un travail stérile, dont il ne peut constater ni l'effet, ni la progression, le second se rend compte, par l'eau débitée, du résultat de son effort : il le prolongera aussi longtemps qu'il le pourra, parce que ce travail l'intéresse.

Aux champs, non seulement l'homme voit le résultat de son effort, mais encore il se rend compte que cet effort est fructueux, qu'il produit un travail utile, indispensable même à la vie du pays.

Pour manœuvrer une faux, lever une gerbe, déplacer un sac, le blessé dépense une énergie bien supérieure à celle que réclament les appareils de Zander, pour l'extension, l'élévation et la rotation des bras... et cependant, le mouvement est le même. Tandis qu'il se soumet sans enthousiasme, presque à contre-cœur au traitement mécanique, moins fatigant et de plus courte durée, il acomplit le travail des champs avec joie et avec ardeur. Il travaille tout le jour, il ne limite plus l'amplitude de ses mouvements... il oublie qu'il est blessé, il se donne à sa tâche comme s'il ne l'était pas... C'est un paysan qui cultive sa terre, ce n'est plus un blessé qui traîne d'hôpital en hôpital, pour l'exécution d'un traitement, auquel il ne croit pas, parce qu'il ne le comprend pas.

L'entraînement au travail que donne le retour à la terre est si réel, qu'il faut souvent limiter la tâche de chacun. Nos blessés n'admettent pas que l'employeur qui les loge et les nourrit, puisse se plaindre d'eux... ils veulent produire un travail supérieur aux dépenses qu'ils nécessitent. Les agriculteurs de profession, et nous les choisissons de préférence, se croient revenus au temps de paix; la terre qu'ils aiment stimule leur activité, ils travaillent sans tenir compte de l'impotence partielle qu'a laissée la blessure... ils se fatiguent.

Aussi avons-nous dû donner des instructions pour que le travail soit progressif et coupé par des heures de repos. De même, nous nous sommes opposés à ce que les hommes soient astreints continuellement aux plus durs travaux : un jour sur deux, une tâche moins pénible leur est confiée.

La diversité des travaux, la variation de l'effort ne sont qu'un des avantages de la cure agricole; à côté de la cure physique, il faut placer la véritable cure morale que réalise ce mode de traitement.

Si l'on a soin de bien choisir les équipes, de les composer d'une majorité de cultivateurs, le travail à la campagne va changer les conditions morales du traitement. L'homme quitte avec plaisir l'hôpital où il séjournait, souvent depuis de longs mois. Il retourne aux champs, il va revivre sa vie d'avant-guerre. Dans la ferme qu'il habite provisoirement, dans les animaux qu'il soigne, dans la récolte qu'il moissonne, il retrouve sa ferme, ses bêtes et ses champs... Il oublie un instant les dures épreuves qu'il a traversées; il ne s'en souviendra que le soir, quand, assis à la grande table de la ferme, il contera aux femmes et aux vieillards les exploits accomplis.

Il travaillera tout le jour, de toutes ses forces, sans se plaindre, sans s'apercevoir qu'il souffre encore de la blessure déjà ancienne, parce qu'il aura retrouvé la terre qu'il aime et qu'il connaît.

Et ainsi il fera, sans s'en douter, un exercice continuel ; il mobilisera le membre malade et les membres sains.

Combien cette mécanothérapie volontaire, sans machine, sans règle et sans mesure apparentes, est supérieure à celle qui se pratique dans les plus belles salles des services de physiothérapie !

Enfin, le grand air et le soleil vont modifier l'état général de l'homme. En quelques jours, le visage se colore, la peau se bistre : le cultivateur redevient le solide gaillard que l'hôpital avait momentanément pâli.

**Organisation.** — Pour que le traitement par le travail puisse donner des résultats favorables, il importe qu'il soit très exactement surveillé.

Un premier point très important est le choix des hommes et la constitution des équipes. On ne doit pas désigner les blessés au hasard. Deux facteurs peuvent servir de guide : le genre de travail et l'état fonctionnel du blessé. Une ankylose, une limitation des mouvements due à un obstacle osseux, un trouble parétique par lésion nerveuse, contre-indiquent, par exemple, l'envoi en équipe. Certes les hommes atteints de ces affections ne courraient aucun danger ; ils pourraient même, dans certains cas, fournir un travail utile, mais leur fonction ne s'améliorera pas.

Il en sera tout autrement des raideurs articulaires par contracture ou consécutives à une immobilisation prolongée, des atrophies musculaires, des impotences fonctionnelles imputables à un défaut d'usage, etc. Dans ces cas, le travail agricole donne les meilleurs résultats en rétablissant rapidement les fonctions.

Il va sans dire que les grands impotents ne

feront pas partie de ces équipes ; chaque homme doit pouvoir fournir un minimum de travail.

Nous choisissons de préférence des agriculteurs : ils ne sont pas rares parmi les blessés ; en tout cas, les équipes sont constituées de façon que les cultivateurs dominent. Cette condition est nécessaire au bon rendement de l'organisation.

Avant le départ, chaque blessé est examiné : son état, son aptitude au travail sont soigneusement notés. Un sous-officier commandant l'équipe connaît la valeur de chacun de ses hommes.

Dès l'arrivée au village qui, par l'intermédiaire de l'Administration préfectorale, a demandé des travailleurs, le chef d'équipe, d'accord avec le maire, distribue ses hommes. Il tient compte de leur force, de leur lésion, de leurs aptitudes. Ainsi, il placera dans les fermes les moins étendues, les moins éloignées, les hommes qui marchent mal ; il donnera les plus valides aux cultivateurs qui réclament un gros travail. Puis, chaque jour, il surveille ses hommes, s'assure de leur nourriture, de leur état de résistance, de leur fatigue, etc. Il a plein pouvoir pour les changer de place, s'ils sont mal soignés, pour diminuer leur tâche s'ils se surmènent.

Enfin, de temps à autre, nous allons nous-même les visiter : nous observons le travail, étudions les conditions dans lesquelles il s'accomplit ; nous notons les améliorations, les desiderata, etc.

Le travail ainsi surveillé constitue une *véritable cure de travail* ; celle-ci dure de vingt à trente jours, selon les cas. Le cultivateur est tenu de donner une indemnité minimum aux soldats qu'il occupe : cette récompense est fort appréciée de nos blessés.

Dès son retour au centre, chaque soldat subit un nouvel examen : une décision est prise... c'est ordinairement le retour au dépôt, après la permission régulière de sept jours ; la guérison est complète.

Le travail collectif en équipes surveillées donne des résultats incomparablement meilleurs que le travail individuel. L'expérience nous a montré que ceux de nos blessés envoyés chez eux en permission agricole ne retiraient habituellement aucun bénéfice de ce séjour aux champs ; quelques-uns même sont revenus avec une aggravation manifeste. Le travail est moins régulier, moins progressif : il n'est surtout pas surveillé. L'homme qui retrouve son champ et son foyer produit parfois un travail au-dessus de ses forces : l'articulation déjà enraidie s'enflamme et s'immobilise, le muscle fatigué, surmené, refuse tout service. Souvent aussi, il faut l'avouer, l'homme ne travaille pas, parce qu'il considère sa permission comme un repos et non comme un traitement. A une époque où l'intérêt particulier doit s'effacer devant l'intérêt général, il semble bien que le travail collectif doit se substituer au travail individuel.

**Main-d'œuvre utile. Résultats.** — L'organisation de ce mode de traitement nous a permis de fournir à la région où nous sommes, une main-d'œuvre agricole des plus utiles ; l'aide que nous a apportée M. le Préfet de l'Allier a largement facilité sa réalisation. Nous avons ainsi atteint le double but de guérir rapidement les soldats confiés à nos soins, tout en donnant au pays des journées de travail, d'autant plus précieuses qu'elles sont plus rares. Pendant les mois de juin, juillet, août et septembre, nous avons fourni à la culture plus de 15 000 journées de travail ; ce chiffre sera du reste largement dépassé après la période des semailles.

Si nous considérons maintenant les résultats acquis au point de vue médical, nous arrivons à des chiffres surprenants.

Les accidents et les aggravations n'existent pas ; on note environ 3 à 5 p. 100 d'états stationnaires, et 10 p. 100 d'améliorations légères. On peut dire que 80 p. 100 des hommes revenant de la cure agricole sont susceptibles de rejoindre le dépôt. C'est là un résultat magnifique, étonnant même, mais strictement exact.

Certes, il importe de bien choisir les hommes et de les surveiller attentivement : nous ne voudrions pas laisser croire qu'il suffit d'envoyer les soldats aux champs, pour qu'ils guérissent. Il faut simplement retenir qu'à côté du traitement mécanothérapique, en apparence très scientifique, il s'en place un autre, qui paraît plus simple, plus empirique. L'un et l'autre cependant reposent sur le même principe : l'exercice méthodique et progressif. Pour réussir, la cure agricole réclame autant de méthode et de surveillance que la mécanothérapie, mais elle a sur ce procédé l'immense avantage d'exercer le blessé d'une façon progressive et continue. Aux champs, le paysan travaille de l'aurore au crépuscule, ne se reposant qu'aux heures les plus chaudes du jour ; à la mécanothérapie, le blessé déplace les poulies, les leviers, tourne les roues et mobilise un membre ou une partie d'un membre, pendant quelques minutes seulement.

Loin de nous toutefois l'idée d'opposer l'une

à l'autre ces deux méthodes : elles ont chacune leurs indications et leurs succès. On peut même dire que l'une prépare l'autre, en ce sens que les blessés les plus gravement atteints commencent la mobilisation dans la salle de traitement, avant d'aller la continuer en plein air.

Tels sont les résultats que nous avons obtenus par une méthode simple, facile à appliquer dans tous les pays agricoles. Il est juste de reconnaître que nous avons été très largement aidés par la bonne volonté de nos blessés, qui ont accepté avec enthousiasme ce mode de traitement.

Ils ont ainsi donné un admirable exemple de l'utilisation de toutes les forces disponibles de la nation : insuffisamment guéris pour se battre, ils n'ont pas hésité à venir en aide au paysan, pour cueillir les fruits de la terre, aussi indispensables que les munitions à la conduite de la guerre. En même temps, ils ont vu leur impotence diminuer, leur état général s'améliorer, et 80 p. 100 sont redevenus des combattants.

# RÉÉDUCATION PROFESSIONNELLE
## ET TRAITEMENT DES IMPOTENCES

PAR

**H. NEPPER**    et    **Ch. VALLÉE,**
Chef de laboratoire au Collège        Chef du service médical de l'École
de France.        de Rééducation professionnelle
du Grand Palais.

Nos recherches antérieures ont tendu surtout à établir une mesure aussi exacte que possible des impotences fonctionnelles consécutives aux blessures de guerre, à l'aide de la méthode ergographique (1) ; nous nous sommes servis de deux appareils spécialement construits pour cet usage par le D^r Jean Camus et qui ont été décrits sous le nom d'*ergographe général,* pour les grands mouvements des membres supérieurs et inférieurs, et d'*ergographe spécial,* pour les mouvements de la main et du poignet. — C'est à l'aide de ces deux appareils que nous avons pu établir les courbes ergographiques ci-jointes, qui montrent les effets du travail, dans certaines conditions (2), sur les impotences. L'exercice d'un métier manuel par un blessé, en général, n'est-il pas susceptible d'entraîner des troubles augmentant l'impotence fonctionnelle, d'amener des complications aggravant l'invalidité du sujet ? L'expérience a montré, depuis la fondation de nos ateliers, qu'il n'en était rien. Bien plus, il a paru que le travail bien compris, médicalement surveillé avec soin, était susceptible d'améliorer les impotences, loin de les aggraver; qu'en somme c'était une gymnastique régulière, une *mécanothérapie spéciales* réalisant à la fois l'adaptation fonctionnelle

(1) *Paris médical*, 29 juillet 1916. — Thèse de VALLÉE, La mesure des impotences, 1916, J.B. Baillière. et fils, édit., à Paris.

(2) Dans les ateliers spéciaux fondés par « l'Union des colonies étrangères », au Grand-Palais.

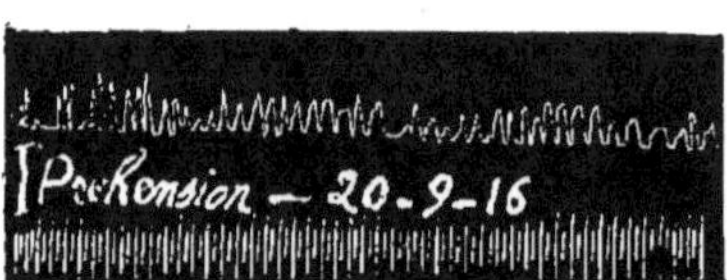


Fig. 48. — Ergogramme I. — M... Ankylose du poignet gauche, avec parésie des extenseurs (bourrelier).

Graphique de la force de préhension. — En haut : ergogramme du 20 septembre 1916. En dessous : ergogramme du 10 novembre 1916.

La comparaison des deux tracés montre nettement les progrès accomplis : la force de préhension a plus que triplé.

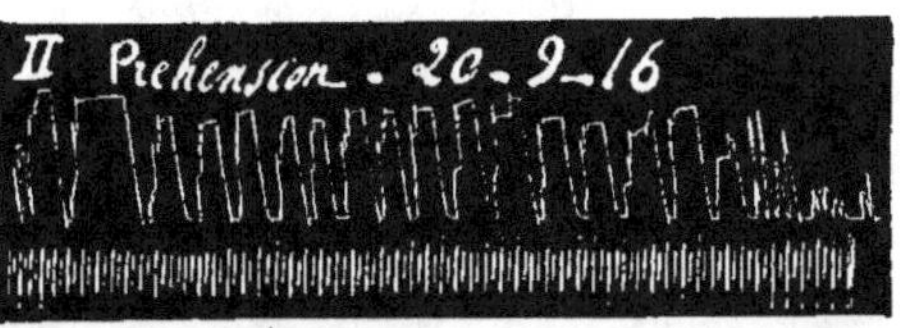

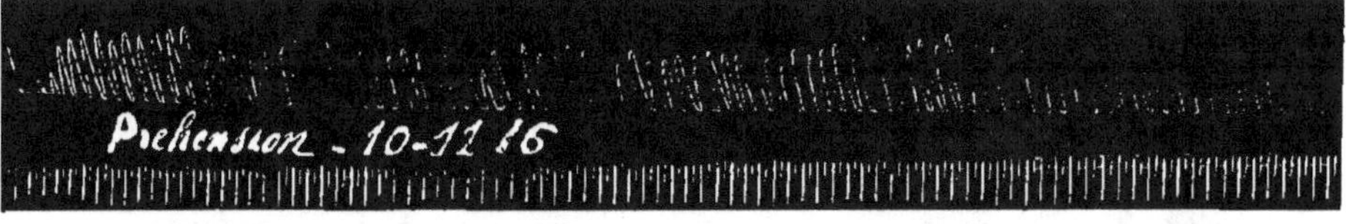


Fig. 49. — Ergogramme II. — A... Raideur du poignet et des doigts, dont la flexion est impossible; limitation de la pronation et de la supination (ajusteur mécanicien).

Graphique de la force de préhension. — En haut: ergogramme du 20 septembre 1916. En dessous: ergogramme du 10 novembre 1916.

Les progrès réalisés par la force de préhension, à peu près nulle le 20 septembre 1916, sont énormes et cette force était le 10 novembre 1916, environ le quart de la normale.

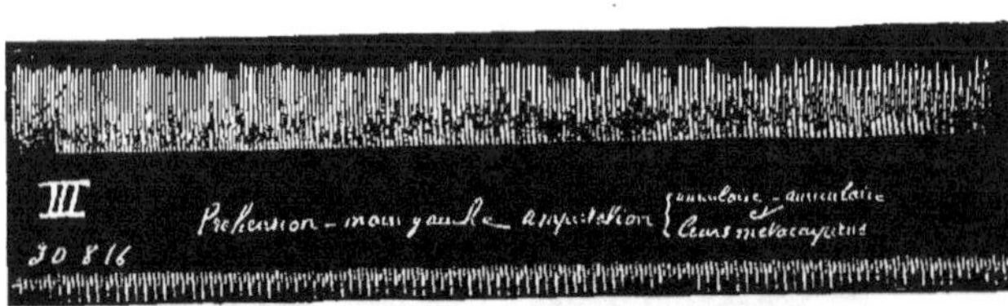
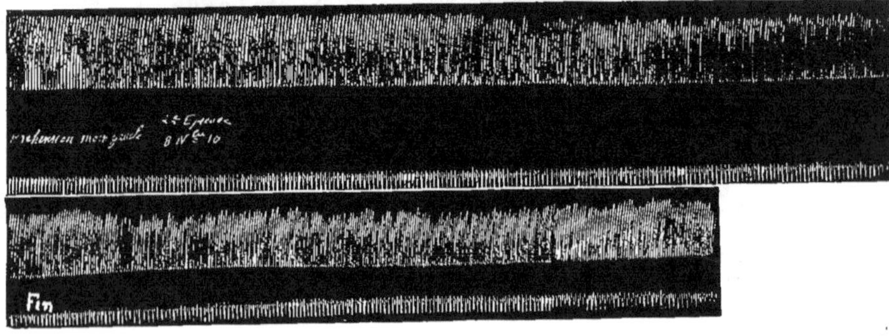



Fig. 50. — Ergogramme III. — L... Amputation de l'annulaire et de l'auriculaire gauches avec leurs métacarpiens (menuisier).

Graphique de la force de préhension. — En haut : ergogramme du 30 août 1916. En dessous : ergogramme du 8 novembre 1916. L'examen comparatif des deux tracés ci-joints montre les progrès accomplis. L'amplitude des mouvements est, en novembre, celle d'un homme normal. La fatigue apparaît beaucoup plus tardivement. La force de préhension a triplé.

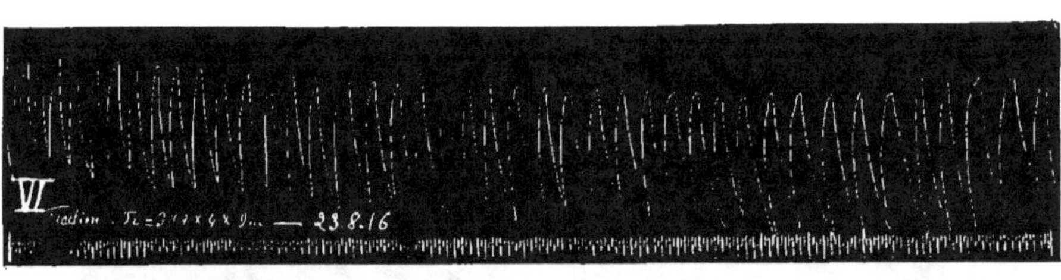
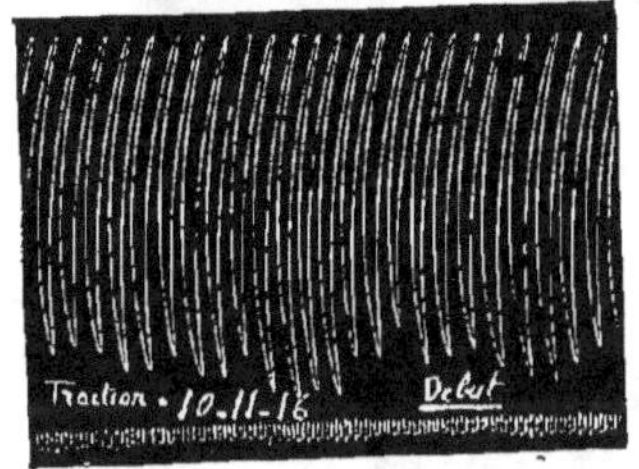
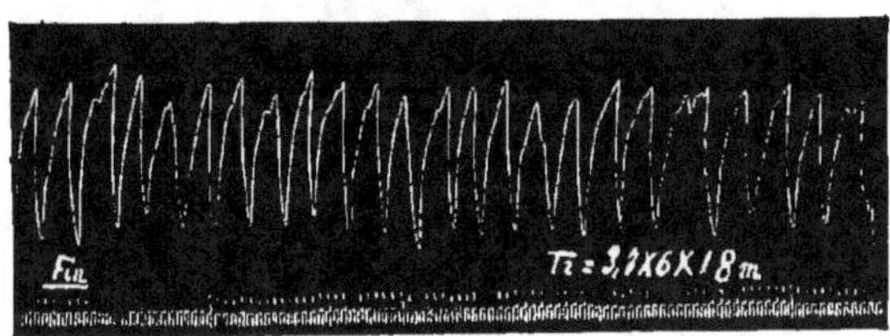

Fig. 51. — Ergogramme IV.

C..., Cordonnier : Lésion du plexus brachial droit. — La résistance, de 14$^{kg}$,8 le 23 octobre 1916 a pu être portée à 22$^{kg}$,2 le 10 novembre 1916. — Le travail total effectué passe de 133 kilogr. à 399,6 kilogrammètres.

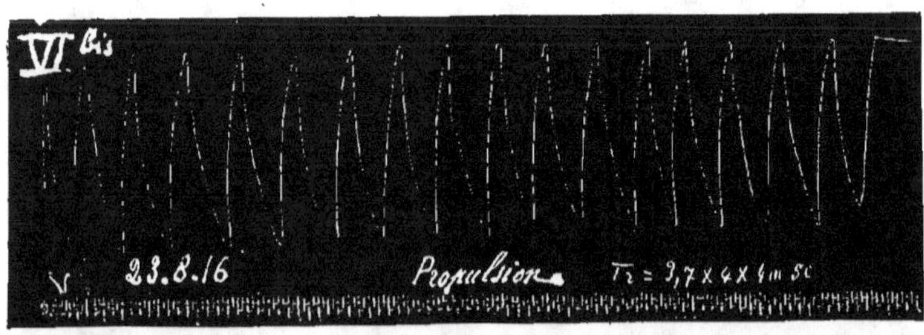


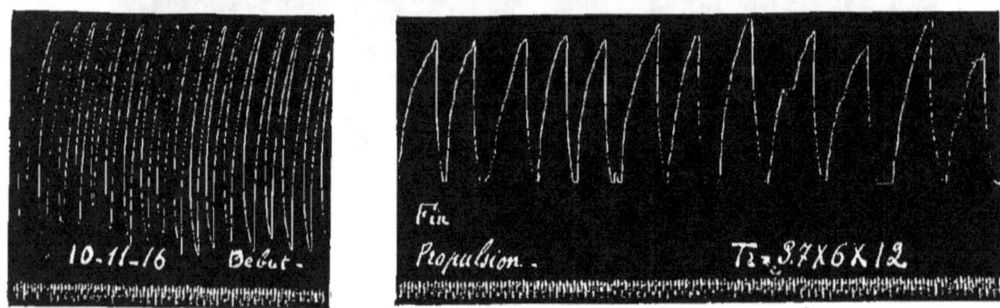


Fig. 52. — Ergogramme V.

C..., Cordonnier : Lésion du plexus brachial droit. — La résistance de 14$^{kg}$,8 le 23 août 1916 a pu être portée à 22$^{kg}$2 le 10 novembre 1916. — Le travail total effectué passe de 66,6 kilogr. à 266,4 kilogrammètres.

et l'apprentissage professionnel ; il semble bien qu'on puisse dire que le travail est une bonne méthode de traitement. Pourtant, cette conception *à priori* demande à être étayée de preuves.

Dans ce but nous avons pris un certain nombre de blessés, atteints des lésions les plus diverses, nous avons supprimé tout traitement mécano-thérapique ou autre, et nous avons mesuré par la méthode ergographique la valeur de leur impotence ; puis, quelques semaines après, nous avons refait une seconde épreuve ; voici quelques exemples typiques avec les ergogrammes correspondants pris parmi tous ceux que nous avons déjà recueillis.

Voici un ergogramme (IV et V des manœuvres de traction et de propulsion, choisi parmi de nombreux exemples, car la place nous est forcément limitée dans un article de cette espèce. Cependant il nous a paru nécessaire, aux tracés de force de préhension ci-joints et que nous avons choisis aussi variés que possible, d'ajouter au moins un exemple de cette sorte d'ergogramme. Cet exemple est pris chez un cordonnier. Ici le calcul en kilogrammètres de la puissance musculaire apporte encore un argument de plus à notre démonstration, si toutefois cela était nécessaire. (Les tracés de novembre sont trop longs et nous devons nous contenter d'en donner le début et la fin.)

On voit donc, dans l'exemple qui précède, que :

1º Le 23 août 1916, la résistance maxima au-dessus de laquelle le sujet ne pouvait produire aucun travail effectif était de 14$^{kg}$,800, avec un travail total de 133$^{\text{kgm}}$,2 en traction, de 64$^{\text{kgm}}$,6 en propulsion.

2º Le 10 novembre 1916, la résistance a pu être portée à 22$^{\text{kg}}$,200, c'est-à-dire augmentée du tiers, avec un travail total de 399$^{\text{kgm}}$,6 en traction et de 266$^{\text{kgm}}$,4 en propulsion. Ces chiffres montrent à l'évidence les résultats obtenus par le travail méthodique chez nos mutilés.

Nous aurions pu multiplier les graphiques et les exemples. Les ergogrammes ci-joints montrent suffisamment, et mieux qu'aucune description la réalité des progrès réalisés.

Et il semble que l'on est en droit de conclure que le travail professionnel bien conduit ne doit pas aggraver les impotences, mais est susceptible au contraire, dans des cas nombreux, de les améliorer rapidement et ce, à lui seul, sans le secours d'aucun traitement adjuvant.

# LES ÉCOLES DE
## RÉÉDUCATION PROFESSIONNELLE
### DE
## L'UNION DES COLONIES ÉTRANGÈRES

PAR

**le médecin-major Jean CAMUS,**
Professeur agrégé à la Faculté de médecine de Paris,
Médecin des hôpitaux,
Chef du service central de kinésithérapie du gouvernement militaire
de Paris.

En mars dernier, je recevais des instructions
m'invitant à chercher, au voisinage du centre de
physiothérapie d'Enghien, une villa suffisamment
spacieuse pour installer une école de rééducation
professionnelle. Cette école, destinée aux blessés
des services de physiothérapie, devait être organisée par les soins de l'Union des colonies étrangères en France pour les victimes de la guerre.

J'ignorais totalement la composition, le but
et les moyens d'action de cette société, et j'avoue
que j'eus quelque scepticisme sur le succès de
l'œuvre, quand on m'apprit qu'elle était entreprise par un groupe de représentants de douze
ou quinze nationalités différentes.

Je commençai à changer d'avis, quelques jours
plus tard, quand M. Ernest-Charles et le Dr Haret,
envoyés par le Sous-Secrétaire d'État, me mirent
en rapport à Enghien avec un groupe de gentlemen
parlant correctement notre langue et très décidés
à aboutir vite et bien.

Le projet d'Enghien n'eut pas de suite, car les
locaux, leur situation, leurs dimensions ne répon-
daient pas à l'ampleur du centre qu'il importait
de réaliser dans le plus bref délai.

Un cadre d'une tout autre allure fut immédia-

tement offert par M. Justin Godart lui-même et,
peu de temps après, l'Union des colonies étrangères
prenait possession de la partie du Grand-Palais
qui donne sur les Champs-Élysées et l'avenue
Alexandre-III. En moins d'un mois, grâce à l'activité de M. Greenough, l'architecte de l'Union, grâce
au zèle de ses dévoués président et vice-présidents, MM. Shoninger, W.-V. R. Berry, Ladislas
Kône, grâce au labeur incessant, à l'esprit d'organisation et d'initiative infatigable de M. Louis
Asscher qui a été là, comme dans les autres fondations de l'Union, un réalisateur exceptionnel, le
centre de rééducation professionnelle du Grand-
Palais était inaugurée par M. Justin Godart, et
fonctionnait de façon parfaite.

Le recrutement des chefs d'atelier, des moniteurs, des élèves fut promptement fait dans ce
vaste groupement de nos blessés qui souvent
a dépassé le chiffre de deux mille. On conçoit
comment, avec un choix semblable d'hommes de
professions, de situations les plus variées, il fut
possible de trouver des spécialistes habiles et instruits capables de prendre de suite la direction des
nombreux ateliers.

Cette école eut un succès légitime et immédiat ; elle fut un encouragement précieux pour
l'Union des colonies étrangères qui ne s'arrêta
pas en si bonne voie.

A l'heure actuelle, elle possède quatre grandes
écoles de rééducation professionnelle qui, par leur
ensemble, répondent aux différents besoins des
blessés, à leurs situations militaires variées, et
constituent une œuvre qui n'a pas son analogue
en France et peut-être dans le monde.

En effet, l'Union est maintenant capable d'assurer la rééducation des blessés dans les principaux métiers et possède des centres réservés aux différentes étapes par lesquelles passent

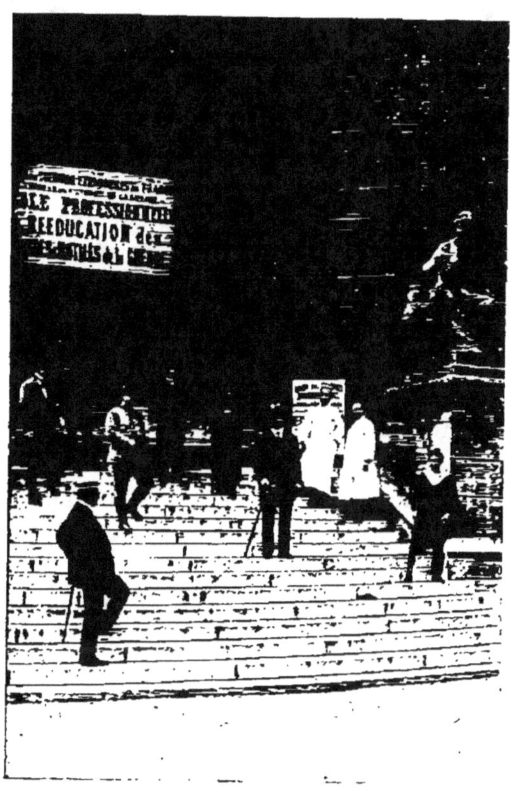

Fig. 53. — L'entrée principale de l'école de rééducation professionnelle du Grand-Palais (avenue Alexandre-III et Champs-Élysées).

un blessé, un mutilé depuis sa sortie du service de chirurgie jusqu'à et y compris son retour dans la vie civile.

Au centre du Grand-Palais sont rééduqués les blessés ayant encore besoin des traitements physiothérapiques ; dans cette école sont enseignés

uniquement les métiers de la ville. A Juvisy se
trouve le centre agricole où sont envoyés tous les
agriculteurs blessés ayant également besoin de
physiothérapie.

L'école installée par l'Union à la Maison-
Blanche est réservée aux mutilés qui sont dans
l'attente d'un appareil de prothèse. Au quai
Debilly se trouve enfin l'internat où sont groupés
et rééduqués les blessés rendus à la vie civile,
réformés ou pensionnés.

Les mutilés et invalides qui entrent à l'École
du quai Debilly ont souvent passé par celle du
Grand-Palais ou de la Maison-Blanche, si bien
qu'ils sont déjà connus des membres de l'Union
et la rééducation se poursuit avec une unité parfaite.

On voit, par cet exposé succinct, quelle est l'envergure de l'œuvre déjà accomplie par l'Union
des colonies étrangères et quel magnifique
ensemble d'écoles se complétant l'une l'autre elle
a créé.

*Le siège social de l'Union des colonies étrangères*
est situé rue Scribe, 11 *bis*, dans un vaste appar-
tement dont les fenêtres s'ouvrent sur l'Opéra ; ce
local spacieux a été mis gracieusement à la disposition de l'Union par M. Ladislas Kône, l'un de ses
membres les plus dévoués. Le président de l'Union
est M. V.-R. Berry, président de la Chambre
de commerce américaine de Paris ; le bureau
est composé de notabilités des différents pays
alliés et neutres : MM. L. Asscher (Pays-Bas),
Bemberg (République Argentine), L.-V. Benet
(États-Unis), C. Botella (Espagne), J.-H. Hyde
(États-Unis), L. Kône (Russie-Pologne), A. Ru-
bini (Italie), vice-présidents ; de M. Ph.-L. van

Hemert (Pays-Bas), trésorier ; de M. Joseph Asscher (Pays-Bas), secrétaire général ; de MM. Ljung-
gren (Suède), Pineda de Mont (Guatemala), Steen
(Norvège), secrétaires. Il existe en outre un
conseil d'administration composé de représentants
de diverses nationalités choisis parmi des hommes
ayant une grande autorité.

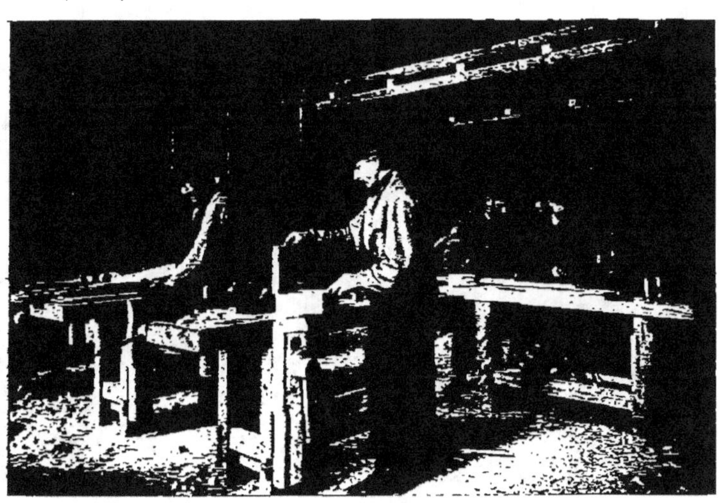

Fig. 54. — L'atelier de menuiserie et ébénisterie de l'école
du Grand-Palais.

Le lieutenant Osmont, grièvement blessé, est
directeur des services administratifs. Le D$^r$ Mel-
ville-Wassermann, médecin conseil de l'Union,
pratique les examens médicaux des candidats à
l'internat.

A New-York, un comité créé sur l'initiative de
M. W. Berry, composé de la haute société américaine et présidé par une femme d'une générosité
inépuisable, M$^{me}$ Edmond Baylies, s'est chargé de
réunir des capitaux très importants et de les faire
parvenir à l'Union.

Quelques détails sur chacune des écoles fondées par l'Union seront sans doute bien accueillis et serviront de guide pour l'orientation des blessés que nos confrères désireraient diriger vers la rééducation professionnelle.

**École de rééducation professionnelle du Grand-Palais.** — Cette école, qui compte maintenant 350 élèves, est surtout destinée aux

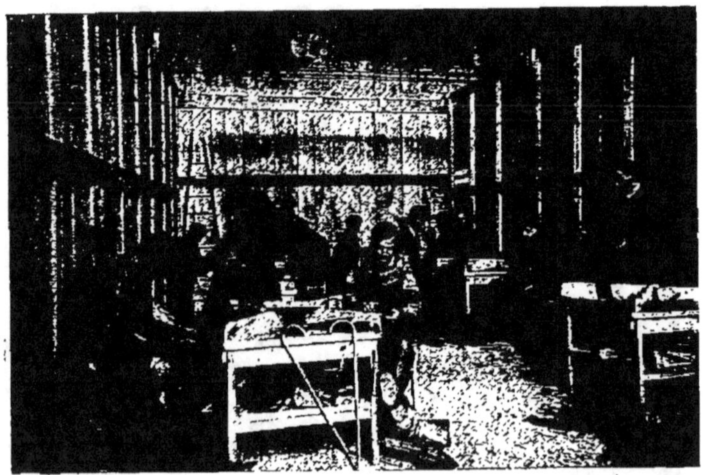

Fig. 55. — L'atelier de cordonnerie de l'école du Grand-Palais.

blessés sérieusement atteints, qui seront vraisemblablement proposés pour la réforme, mais qui ont encore besoin d'un traitement physiothérapique. Ils suivent le traitement pendant une demi-heure ou une heure chaque jour et sont soumis à la rééducation professionnelle pendant le reste de la journée.

Les métiers enseignés sont nombreux : cordonnerie, bourrellerie, ébénisterie, menuiserie, sculpture sur bois, ferblanterie, petite mécanique, électricité, serrurerie, encadrement, taille et confection des habits, coiffure, comptabilité, dessin industriel, sténo-dactylographie, anglais, etc.

Le médecin-chef est l'aide-major Vallée, lui-même blessé; il consacre tout son temps à cette œuvre de rééducation.

L'aide-major Nepper poursuit dans cette école avec le D$^r$ Vallée et l'aide-major Léon Binet, de nombreuses recherches sur la force, les mouve-

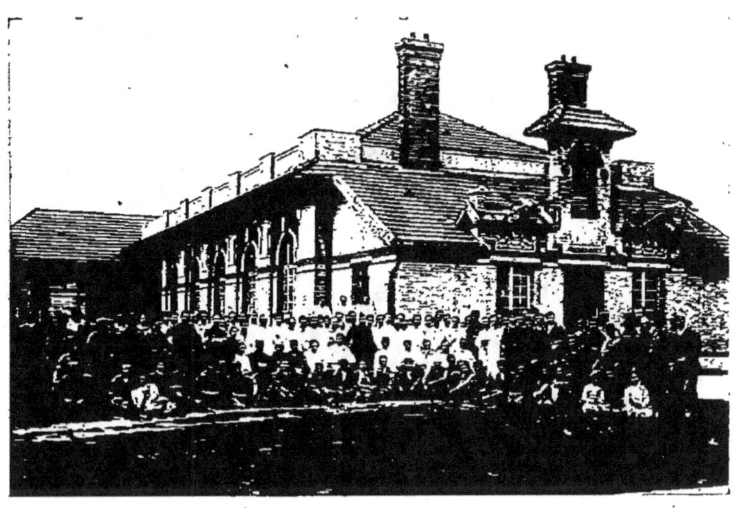

Fig. 56.—Les mutilés apprentis de l'école de la Maison-Blanche.

ments, l'amplitude des membres blessés à l'aide de la méthode dynamo-ergographique.

Les blessés étant pour la plupart au dépôt de physiothérapie, sont logés et nourris par l'administration militaire ; les rééducations profession-nelle et fonctionnelle par la physiothérapie se font conjointement. Les élèves étant choisis parmi les futurs réformés, ont des lésions graves nécessitant un traitement prolongé ; ils sont évacués pour la réforme quand les traitements physiothérapiques ne peuvent plus rien pour améliorer leur état.

La catégorie de blessés atteints de lésions des nerfs périphériques est l'une des plus importantes : ces blessés, ayant besoin pendant de longs mois de traitement et de surveillance médicale, peuvent continuer pendant très longtemps la rééducation professionnelle.

Les médecins des services de neurologie qui

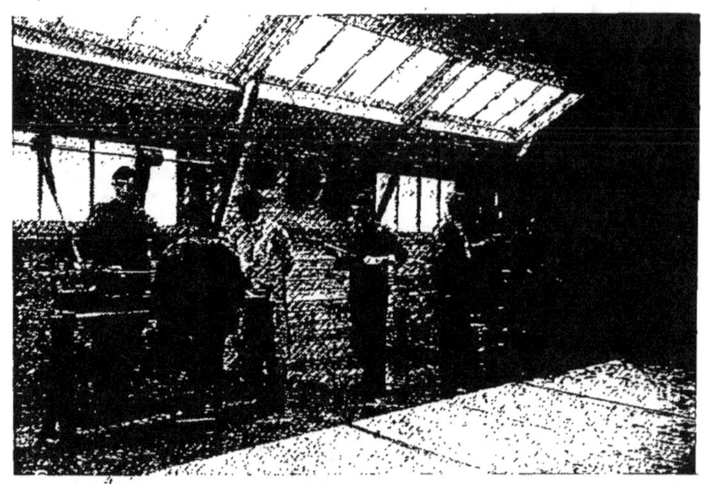

Fig. 57.—L'atelier de mécanique de l'école de la Maison-Blanche.

veulent faire bénéficier de la rééducation cette catégorie de blessés, demandent simplement à la direction du Service de santé l'évacuation sur le dépôt de physiothérapie du Grand-Palais des blessés désireux et susceptibles d'être rééduqués. Des renseignements périodiques sur ces blessés peuvent être envoyés par nous aux médecins-chefs des services de neurologie qui le désirent.

Le nombre des blessés qui sont en ce moment dans les ateliers du Grand-Palais atteint 350; ce chiffre pourra encore être dépassé.

**École de rééducation professionnelle de la Maison-Blanche.** — Cette école ne reçoit que des blessés amputés qui sont dans l'attente d'un appareil de prothèse. Le temps nécessaire à la prise des mesures, aux essayages, aux retouches, aux adaptations des appareils est long et il serait regrettable qu'il soit perdu alors qu'il

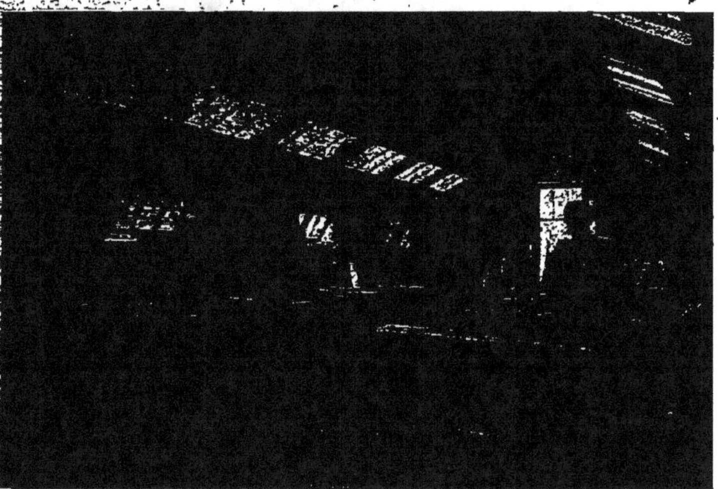

Fig. 58. — L'atelier de la menuiserie de l'école de la Maison-Blanche.

est si précieux pour la rééducation professionnelle. M. l'abbé Viollet l'avait compris et avait déjà organisé une école de préapprentissage dans le centre d'appareillage de la Maison-Blanche. Cette école a été reprise et développée sur des bases plus larges par l'Union des colonies étrangères.

Les capitaux n'ont pas manqué aux membres de l'Union pour accomplir cette œuvre. Au moment d'en assumer la charge, ils câblaient en Amérique pour ouvrir une souscription. En

moins de quarante-huit heures, un câblogramme
leur répondait que la souscription était à la fois
ouverte et close : un bienfaiteur, M. D. Stotes-
bury, avait offért une somme de 400 000 francs
destinée à l'école de la Maison-Blanche.

Cette école, créée le 24 juillet 1916, organisée
dans des conditions semblables à celles du Grand-

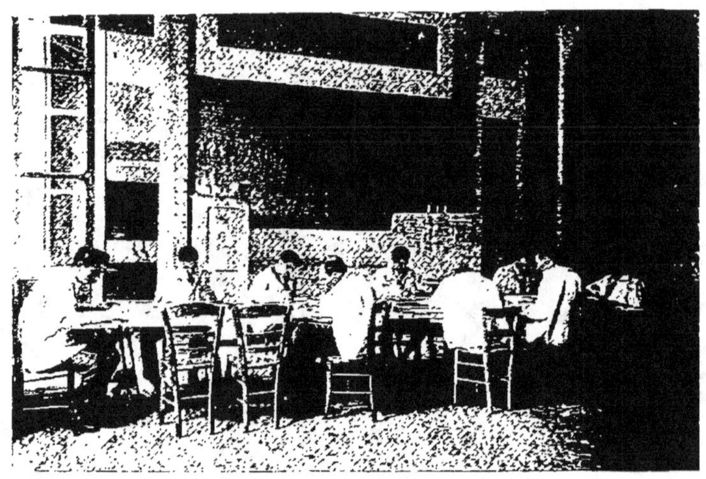

Fig. 59 — Un salon de l'hôtel de M. et de M$^{me}$ Maurice de Wendel
(quai Debilly) transformé en école de comptabilité.

Palais, fut inaugurée le 9 août 1916 par M. Justin
Godart, en présence des généraux Dubail et
Galopin, du médecin-inspecteur Sieur, de M. et
M$^{me}$ Baylies, présidente du comité de New-York,
des notabilités des pays alliés et des pays neutres.

L'école est dirigée par le D$^r$ H. Kresser, qui a collaboré activement à sa création. Les métiers
enseignés sont à peu près les mêmes qu'au Grand-
Palais ; une section agricole est en outre en voie
d'organisation. Depuis son ouverture en juillet,
664 élèves amputés ont déjà passé dans cette

école ; 410 l'ont quittée pour rentrer dans leurs foyers, ou pour occuper des places procurées par le bureau de placement de l'œuvre ou pour aller compléter leur rééducation à l'internat du quai Debilly. En ce moment, 350 mutilés environ sont à l'apprentissage dans les ateliers de la Maison-Blanche.

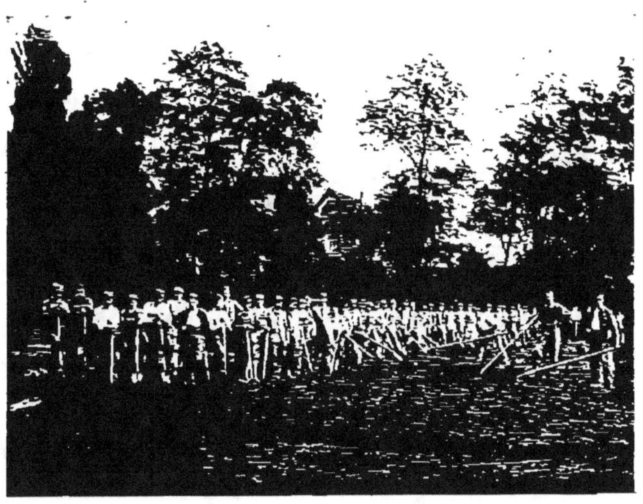

Fig. 60. — Les blessés du centre agricole de Juvisy.

**École de rééducation professionnelle et internat du quai Debilly**. — Dans un superbe hôtel particulier mis à sa disposition par M. et M^me Maurice de Wendel, l'Union des colonies étrangères a installé une école de rééducation pourvue d'un internat et destinée aux blessés rendus à la vie civile. Cent élèves internes peuvent être nourris, logés, défrayés de tout dans cette école, et continuer patiemment et tranquillement leur rééducation.

C'est le D^r E. Lines qui est médecin-chef de ce

très bel établissement; le lieutenant Heidsieck en est le directeur.

Des cours d'instruction générale y sont faits le soir; des conférences, des concerts, etc. y sont donnés pour distraire les blessés et leur rendre agréable la vie de l'internat.

**École de rééducation agricole de Juvisy.** — Dans mon rapport du 28 janvier 1916, en

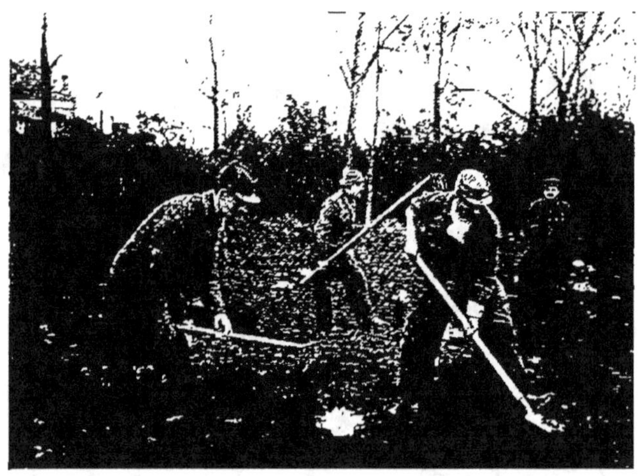

Fig. 61. — Le jardin d'instruction et de culture maraîchère (centre agricole de Juvisy).

présence du nombre considérable de blessés justiciables de la physiothérapie, je demandais la création dans le camp retranché d'un nouveau centre de physiothérapie.

M. le médecin-inspecteur Sieur, ayant visité l'école Saint-Charles à Juvisy au cours de ses inspections, décida que le nouveau centre de physiothérapie dont l'idée avait été acceptée serait créé dans l'hôpital auxiliaire de cette école.

D'un commun accord avec le D$^r$ Larat, chef

du service central d'électrothérapie du camp retranché, nous fîmes rapidement l'acquisition du matériel et l'installation des divers services de physiothérapie prévus pour le traitement de 600 blessés.

L'emplacement des baraques destinées aux blessés et la construction de ces baraques furent décidés et réglés par le service du génie. Les entrepreneurs, MM. Sis et Beaumelle, édifièrent en quelques semaines des bâtiments et des services généraux suffisants pour 500 hommes. L'administrateur de l'hôpital, M. Lehèque, propriétaire de grands terrains au voisinage du centre, les avait offerts gracieusement à l'autorité militaire.

Au moment de l'installation des ateliers de rééducation du Grand-Palais, procédant au recensement des diverses professions de nos blessés, j'avais été frappé du nombre considérable de nos agriculteurs (plusieurs centaines). Afin d'écarter le danger, si grave, de l'abandon des campagnes par les cultivateurs pour les métiers des villes, je m'opposai toujours à l'entrée de nos agriculteurs blessés dans les ateliers du Grand-Palais. En revanche, considérant que le centre de Juvisy, entouré de belles fermes, se prêtait fort bien à la rééducation agricole, je demandai à M. le médecin-inspecteur Sieur l'autorisation de réserver uniquement les services de Juvisy aux agriculteurs blessés et de tenter là une organisation agricole à l'usage des blessés.

En collaboration avec le Dr Larat, demandant l'un et l'autre l'avis de techniciens, de propriétaires, de fermiers des environs, nous fûmes bientôt convaincus que le projet était réalisable et rencontrerait des appuis précieux.

Les membres de l'Union des colonies étrangères, qui s'étaient montrés si généreux et si parfaits organisateurs au Grand-Palais, furent pressentis et bientôt me promirent formellement de prendre en main la réalisation de l'école d'agriculture que nous rêvions pour nos blessés ; M. le Sous-Secrétaire d'État assurait à nouveau tout son appui à l'Union des colonies étrangères. Celle-ci prit de suite la responsabilité et la direction de l'œuvre projetée. Le comité suivant fut formé par ses soins en vue de la réalisation la plus rapide possible : MM. les D$^{rs}$ Jean Camus et Larat (président et vice-président) ; M. Ernest-Charles (du sous-secrétariat du Service de santé) ; M. Petit, vice-président de la Société des agriculteurs de France ; MM. H. Hitier et Boitel, professeurs à l'Institut agronomique ; M. Piketty, propriétaire de superbes jardins et d'un rucher modèle ; M. Godefroy, l'un des principaux fermiers de la région de Juvisy ; M. Constant, secrétaire général de la Société nationale d'aviculture. La maison de Vilmorin, par l'intermédiaire de M$^{me}$ Philippe de Vilmorin, promettait son concours, et deux des principaux chefs de culture et d'horticulture de cette puissante maison, tous deux mobilisés, étaient affectés au centre de Juvisy.

L'Union des colonies étrangères, après bien des pas et des démarches de M. Louis Asscher, devenait locataire de 50 hectares d'excellente terre et d'une partie des bâtiments de la ferme de Champagne qui a la réputation d'être l'une des plus belles et des plus prospères de France. Le conseil municipal de Juvisy ainsi que M. Lehèque ont prêté des terrains pour l'horticulture.

En ce moment, l'actif architecte de l'Union,

M. Greenough, et l'entrepreneur M. Baumelle que nous avons déjà vus à l'œuvre, travaillent à l'installation des services de spécialités agricoles : ateliers de mécanique agricole, école pour la conduite des tracteurs, laiterie, fromagerie, petit élevage, aviculture, apiculture ; les travaux préparatoires de culture maraîchère, floriculture, arboriculture sont commencés. Une salle de démonstration va être installée, avec les moyens pratiques d'enseignement appropriés ; une section de bergers, une autre de garde-chasses (élevage du chien de chasse, du gibier, etc...) sont prévues.

Les agriculteurs blessés du centre de Juvisy se partagent en deux grands groupes : ceux qui guériront et les futurs réformés. Ces derniers, devenus inaptes aux pénibles travaux des champs, deviendront par les soins de l'école des spécialistes agricoles. Bientôt ils seront convaincus que leur avantage n'est pas d'aller à la ville occuper des situations misérables, mais d'utiliser de façons plus profitables leurs connaissances, leurs jardins, leurs champs... Leur instruction sera complétée par des notions commerciales sur les meilleurs débouchés, la manière de présenter, de faire voyager les produits du sol, suivant les demandes des clients de France et de l'étranger.

Depuis quelques mois, une centaine de nos blessés, habillés, chaussés, outillés pour le travail par l'Union des colonies étrangères, se sont mis à l'ouvrage, heureux, après deux ans, de reprendre contact avec la terre qu'ils ont aimée depuis leur enfance. Quant aux blessés qui doivent guérir, ils trouvent pendant les heures laissées libres par les traitements, une occasion exceptionnelle de s'instruire des progrès de l'agriculture. Ils acquerrent près de moniteurs, près de maîtres spécialisés, des notions nouvelles touchant les modes de culture, les engrais, la mécanique agricole, l'élevage, etc. Comme ces blessés appartiennent à toutes les régions de notre pays, ils transporteront partout des idées neuves et fécondes, source de progrès pour l'agriculture en France.

Dans toutes les écoles de l'Union, les blessés reçoivent des salaires, même au début de l'apprentissage ; les uns sont payés 0 fr. 10 par heure ; les autres, quand ils deviennent moniteurs ou chefs d'atelier, touchent 4, 6 francs et même plus par jour.

L'effet du salaire donné chaque semaine est des plus heureux sur le moral des blessés, qui en sont déshabitués depuis longtemps. De plus, les blessés qui veulent faire un placement avantageux de leurs salaires peuvent les laisser partiellement ou en totalité en dépôt jusqu'à leur départ de l'école ; les sommes déposées leur sont restituées avec une bonification de 25 p. 100 et constituent un pécule de sortie.

Afin d'entrer en contact de façon plus immédiate avec les élèves des diverses écoles, quelques-uns des membres de l'Union des colonies étrangères, réunis en petit comité familial, après avoir écouté les appréciations des professeurs, des chefs d'ateliers, interrogent individuellement les apprentis sur leurs goûts, leurs projets d'avenir, leur situation de famille, leurs désirs pour leur installation future, etc.

MM. Louis Asscher, L. Kône, L.-V. Benett m'ont

fait l'honneur de m'associer à eux et à MM. les
Drs Lines, Vallée, au lieutenant Heidsieck pour
ces conversations avec les blessés ; rien n'est
comme ces petites réunions profitable pour les
mutilés et aussi pour ceux qui leur veulent du
bien. Les uns et les autres apprennent à se mieux
connaître, la confiance des blessés en est accrue.

Par cette heureuse initiative, les membres de
l'Union des colonies étrangères ont montré
qu'ils n'entendaient pas offrir uniquement de
leur argent, de leur temps, mais un peu de leur
cœur à ces soldats français qui, eux, ont donné plus
encore, non seulement pour leur pays, mais aussi
pour l'avenir et l'honneur de l'humanité.

# LISTE DES SERVICES PUBLICS
## ET DES PRINCIPALES ŒUVRES ET ÉCOLES
## DE RÉÉDUCATION PROFESSIONNELLE
## ET DE PLACEMENT DES BLESSÉS (1)

### 1° SERVICES PUBLICS

*Ministère de la Guerre* (service de placement des mutilés),
Caserne de Panthémont, 37, rue de Bellechasse.

*Ministère de l'Intérieur* (Direction de l'Assistance et de
l'hygiène publiques), 7, rue Cambacérès.

*Ministère du Commerce* (Direction de l'Enseignement
technique), 101, rue de Grenelle.

*Ministère de l'Agriculture* (Direction de l'Enseignement
et des Services agricoles), 78, rue de Varenne.

*Offre National des mutilés et réformés de la guerre*, 95 et
97, quai d'Orsay, et 2, avenue Rapp.

*Office départemental de la Seine*, à l'Hôtel de Ville.

*Office départemental de placement*, 50, rue de Rivoli.

### 2° ŒUVRES GÉNÉRALES

*Aide immédiate aux mutilés et réformés de la guerre*,
325, rue Saint-Martin.

*Association pour l'assistance aux mutilés pauvres*, rue
François-I<sup>er</sup>.

*Assistance aux convalescents*, 30, rue Louis-le-Grand.

*Fédération nationale d'assistance aux mutilés des armées
de terre et de mer*, 63, avenue des Champs-Élysées.

*Association nationale des mutilés de la guerre*, Hôtel
des Invalides, 6, boulevard des Invalides.

*Société nationale de secours mutuels des mutilés et blessés
de guerre*, « *Aide et Protection* », 25, rue Chapon.

*Les Blessés au travail*, 154, avenue des Champs-Élysées.

*Société d'assistance aux victimes de la guerre*, 98, rue
Richelieu.

*Œuvre fraternelle des mutilés de la guerre et des militaires
convalescents*, 25, rue Blanche.


(1) D'après A.-L. BITTARD, Les Écoles de Blessés (*Alcan,
éditeur*) et Office national des mutilés et réformés de la guerre
n° 1, année 1916 (*Imprimerie nationale*, 1917).

*Les Amis des mutilés*, 51, avenue des Champs-Élysées.

*L'Art et la Femme*, 5, rue Pelouze.

*L'Atelier*, 5, rue de la Durance.

*L'Atelier des soldats mutilés*, 2, avenue Montespan.

*Chambre syndicale de la bijouterie*, 2, rue de la Jussienne.

*Chambre syndicale de la bijouterie fantaisie*, 25, rue Chapon.

*Chambre syndicale des bourreliers*, 3, rue de Lutèce.

*Chambre syndicale des chaussures*, 163, rue Saint-Honoré.

*Comité intersyndical d'apprentissage des industries du vêtement*, 21, rue Richelieu.

*École de rééducation des mécaniciens de l'École dentaire*, 29, boulevard Saint-Martin.

*Fondation Marcel Hirsch*, 9, rue de l'Éperon.

*Le Jouet Lozérien*, 4, rue Lavoisier.

*Société pour le développement de l'apprentissage dans les métiers du bâtiment*, 21, rue de la Viète.

*École Rachel*, rue de Bagneux, 140, à Montrouge.

*Le Journal des Mutilés*, 18, rue Feydeau.

*Le Foyer national des mutilés de la guerre*, œuvre des grands mutilés.

*Le Foyer familial et du travail à domicile des mutilés et blessés de la guerre*, 14 bis, rue Saint-Georges.

*Les Mutilés associés*, 69, rue de Maubeuge.

*L'Œuvre des amputés de la guerre*, 67 bis, rue Duplessis, à Versailles.

*L'Union des colonies étrangères en France en faveur des victimes de la guerre*, 11 bis, rue Scribe.

*Le Gagne-pain des mutilés*, section de la *Croix-Verte*.

*La Protection du réformé n° 2*, 35, rue Boissy-d'Anglas.

AVEUGLES :

*Association Valentin Haüy*, 9, rue Durand.

*Association d'assistance aux aveugles*, 26, rue de Charenton.

*Société des ateliers d'aveugles*, 26, boulevard Raspail.

*Société des amis des soldats aveugles*, 78, rue de Reuilly.

*Foyer du soldat aveugle*, 64, rue du Rocher.

*Abri du soldat aveugle*, 8, rue du Commandant-Marchand.

*Aide aux aveugles de guerre*, 2, rue Balzac.

*Union des comités alliés pour l'assistance aux aveugles de la guerre*, 96, avenue des Champs-Élysées.

*Le Phare de France*, 16, rue Daru.

## 3° ÉCOLES ET CENTRES DE RÉÉDUCATION

### PARIS

*Saint-Maurice.* Institut professionnel des mutilés.
*Rue Rondelet,* 4. Annexe du précédent.
*Rue Jenner,* 47. Maison du Soldat du XIIIe Arr.
*Rue et place du Puits-de-l'Ermite.* École de l'Office départemental.
*Quai de la Rapée,* 28, École de la Fédération nationale.
*Rue des Épinettes,* 51 *bis.* Ateliers des Chambres syndicales.
*Rue de Bagneux,* 140 (Montrouge). École Rachel.
*Rue de la Durance,* 5. École de la Société d'assistance par le travail : « l'Atelier ».
*Rue Chapon,* 25. École de la Chambre syndicale de la bijouterie fantaisie.
*Rue Gît-le-Cœur,* 4. Atelier de soufflage du verre.
*Avenue Montespan,* 2. Atelier de jouets d'art.
*Rue de la Jussienne,* 2. École d'orfèvrerie.
*Boulevard Malesherbes,* 145. Atelier de tapis et d'orfèvrerie.
*Rue Orfila,* 17. Atelier de jouets en bois.
*Rue Boileau,* 91. Atelier des Mutilés de l'armée.
*Rue Saint-Martin,* 325. Placement chez les patrons.
*Champs-Élysées,* 154. Les Blessés au travail.
*Champs-Élysées,* 63. Fédération nationale.
*Grand-Palais.* École des Colonies étrangères en France.
AVEUGLES : *Institution nationale des jeunes aveugles,* 56, boulevard des Invalides.
*École Braille,* à Saint-Mandé.
*Annexe des Quinze-Vingts,* 99, rue de Reuilly.
SOURDS : *Institut des sourds-muets,* 254, rue Saint-Jacques.
*École du quai Debilly,* 28 (Union des Colonies étrangères).
*École de la Maison-Blanche* (pour mutilés) (Union des Colonies étrangères).
*Écoles pour comptables et bureaucrates,* 5, rue Paul-Louis-Courier et 123, rue de Turenne.
*École,* n° 9 de la rue Neuve-de-Villiers.
*École de reliure* de M. Kieffer, 18, rue Séguier.

### DÉPARTEMENTS

AIN. — Comité de l'Ain des invalides de la guerre à *Bourg.* — École pratique d'*Oyonnax* (Commerce). — Placement dans l'industrie (Comité départemental).

AISNE. — Maison de convalescence du château de Lagny à *La Ferté-sous-Jouarre*. — École de la Thiérache à *Pavillons-sous-Bois* (Seine) (Département).

ALLIER. — Comité départemental des mutilés à *Moulins*. — Lycée de *Montluçon*. — Établissement agricole de *Saint-Fons*.

ALPES-MARITIMES. — Comité départemental à *Nice*. — Office départemental d'assistance aux victimes de la guerre à *Nice*. — École de vannerie de l'aide aux réfugiés, 14, rue Masséna à *Nice*. — École de rééducation professionnelle, villa Beauregard, à *Antibes*. — École d'horticulture à *Antibes*. — *Antibes* (Dames de France).

ARDÈCHE. — Comité départemental à *Privas*.

ARIÈGE. — Comité départemental à *Foix*. — Ferme-École de *Royat* (Agriculture).

AUBE. — Comité départemental à *Troyes*. — École de rééducation professionnelle à *Troyes*.

AUDE. — Comité départemental à *Carcassonne*.

AVEYRON. — Comité départemental à *Rodez*. — École de mutilés, faubourg de Camonil, à *Rodez*. — Œuvre des mutilés de guerre Millavois à *Millau*. — École d'agriculture de *Montagnac*.

BASSES-ALPES. — Comité départemental des mutilés à *Digne*.

BASSES-PYRÉNÉES. — Comité départemental à *Pau*. — École de *Pau* (Municipalité). — École de *Bayonne* (Municipalité). — École d'aveugles de *Bayonne*.

BELFORT (territ. de). — Comité départemental à *Belfort*.

BOUCHES-DU-RHONE. — Comité départemental à *Marseille*. — École de rééducation professionnelle des mutilés et blessés, 2, rue Saint-Lambert, à *Marseille*. — École pratique de *Marseille* (Commerce). — École d'aveugles Fournier et Moitrier de *Marseille*.

CALVADOS. — École de *Douvres-la-Délivrande* (Département). — École d'aveugles de *Caen* — Comité départemental à *Caen*.

CANTAL. — École d'agriculture d'*Aurillac*. — Comité départemental à *Aurillac*.

CHARENTE. — Placement dans l'industrie (Comité départemental à *Angoulême*). — École pratique de l'*Oisellerie*.

CHARENTE-INFÉRIEURE. — École de laiterie de *Surgères* (Agriculture). — École de distillerie, de tonnellerie et motoculture de *Saintes*. — Comité départemental à *La Rochelle*.

CHER. — École de *Bourges*. — Ferme-École de *Montlouis*. — Section agricole pour mutilés de *Bourges*.

CORRÈZE. — Placement dans l'industrie (Comité départemental à *Tulle*).

CORSE. — Comité départemental à *Ajaccio*.

CÔTE-D'OR. — Comité de patronage pour la rééducation professionnelle des mutilés à *Dijon*. — École d'agriculture de *Châtillon-sur-Seine*.

CÔTES-DU-NORD. — École de rééducation à *Saint-Brieuc*. — École d'aveugles de *Saint-Brieuc*. — Comité départemental de *Saint-Brieuc*.

CREUSE. — École pratique de *Genouillac* (Agriculture). — Placement direct (Comité départemental à *Guéret*).

DEUX-SÈVRES. — Placement direct (Comité départemental). — Cours professionnel de *Niort*.

DORDOGNE. — Comité départemental à *Périgueux*.

DOUBS. — Ateliers d'horlogerie à *Besançon* et à *Montbéliard*. — École de laiterie de *Mamirolle*. — Comité départemental à *Besançon*.

DROME. — Association départementale d'assistance aux mutilés à *Valence*.

EURE. — Comité départemental à *Evreux*. — Institut militaire belge de *Port-Villez*.

EURE-ET-LOIR. — École d'aveugles de *Chartres*. — Comité départemental à *Chartres*.

FINISTÈRE. — Office départemental à *Quimper*. — Centre de rééducation professionnelle des mutilés, rue Poitzmoguer, à *Quimper*. — École d'agriculture à *Plougastel*. — École pratique de *Brest*.

GARD. — École pour la rééducation des mutilés, rue Colbert, à *Nîmes*. — Comité de rééducation professionnelle à *Alais*. — Cours professionnel à *Nîmes*.

GERS. — École d'apprentissage agricole de Beaulieu à *Auch* (Comité départemental). — Ferme-École de la *Hourre*.

GIRONDE. — Comité départemental à *Bordeaux*. — Le Guide du réformé, quai des Chartrons, à *Bordeaux*. — École d'agriculture de *Blanquefort*. — École pratique

et normale de rééducation professionnelle de *Bordeaux*.
— École d'aveugles de *Bordeaux*. — École pratique
d'agriculture de *La Réole.*

HAUTE-GARONNE. — École départementale professionnelle des mutilés, rue des Récollets, à *Toulouse*. —
Œuvre des mutilés, rue d'Alsace-Lorraine, à *Toulouse*.
— Comité central des œuvres de guerre à *Toulouse*. —
École supérieure de Commerce de *Toulouse* (Département). — École d'aveugles de *Toulouse*. — École
pratique de *Ondes* (Agriculture).

HAUTE-LOIRE. — Comité départemental au *Puy*.

HAUTE-MARNE. — Comité départemental à *Chaumont*. —
École nationale d'Osiériculture et de Vannerie de
*Fayl-Billot* (Commerce et Agriculture).

HAUTES-ALPES. — Comité départemental de secours aux
mutilés de la guerre à *Gap*.

HAUTE-SAONE. — Comité départemental à *Vesoul*.

HAUTE-SAVOIE. — Comité départemental à *Annecy*.
— École de rééducation professionnelle à *Annecy*.
— École nationale d'horlogerie de *Cluses*. — École
d'agriculture de *Contamines*.

HAUTES-PYRÉNÉES. — Comité départemental de *Tarbes*.
— Fruitière. École de *Lannemezan*.

HAUTE-VIENNE. — Comité départemental à *Limoges*. —
Centre de rééducation professionnelle à *Limoges*. — Le
Jouet français à *Limoges*. — École pratique de *Limoges*.

HÉRAULT. — École professionnelle de blessés de *Montpellier*. — École d'Agriculture de *Montpellier*. — École
d'aveugles de *Montpellier*. — Œuvre des mutilés de
guerre à *Montpellier*.

ILLE-ET-VILAINE. — Comité d'assistance aux mutilés à
*Rennes*. — École d'Agriculture de *Rennes*. — Ateliers
de jouets de *Dinard* (Les « Blessés au travail»). —
Placement dans l'industrie (Comité départemental).
— Comité des mutilés à *Vitré*.

INDRE. — Comité départemental à *Châteauroux*. —
Section agricole pour mutilés à *Châteauroux*.

INDRE-ET-LOIRE. — Comité départemental à *Tours*. —
Centre de rééducation professionnelle des mutilés à
*Tours*. — École Sainte-Marie à *Tours* (« Assistance
aux convalescents militaires»). — École d'aveugles de
*Tours*.

Isère. — Comité départemental à *Grenoble*. — Centres de *Saint-Egrève*, *La Suisse* et *Voiron* (« Assistance aux convalescents militaires »).

Jura. — École de laiterie de *Poligny*. — École de taillerie de diamant de *Saint-Claude*. — École professionnelle pour mutilés à *Saint-Claude*.

Loire. — Comité départemental à *Saint-Étienne*. — École pratique de *Saint-Étienne*. — École d'aveugles de *Saint-Étienne*. — École des mutilés de *Saint-Étienne*. — Station horticole de *Saint-Étienne*. — École pratique de Commerce et d'Industrie à *Roanne*. — Clissage des bouteilles à *Rive-de-Gier*.

Loiret. — Œuvre orléanaise de rééducation des mutilés à *Orléans*. — Comité départemental à *Orléans*. — École d'*Orléans* (Municipalité).

Loire-Inférieure. — Comité départemental à *Nantes*. — École d'aveugles de *Nantes*. — École professionnelle de mutilés à *Nantes*. — École pratique d'agriculture de *Grandjouan*.

Loir-et-Cher. — École de *Blois* (Comité départemental).

Lot. — Comité départemental à *Cahors*.

Lot-et-Garonne. — Comité départemental à *Agen*. — École pratique de commerce et d'industrie d'*Agen* (Commerce). — École pratique de *Marmande* (Commerce). — Placement dans l'industrie (Comité départemental).

Lozère. — Comité départemental à *Mende*.

Maine-et-Loire. — Comité départemental à *Angers*. — École nationale d'Arts et Métiers d'*Angers* (Commerce).

Manche. — Œuvre de rééducation des mutilés à *Cherbourg*. — Comité départemental à *Saint-Lô*. — École pratique d'industrie de *Cherbourg* (Commerce).

Marne. — Office départemental à *Châlons*.

Mayenne. — Placement dans l'Industrie (Comité départemental à *Laval*).

Meurthe-et-Moselle. — Comité départemental à *Nancy*. — École de rééducation de l'association Lorraine d'assistance par l'éducation professionnelle aux invalides à *Nancy*. — École pratique d'agriculture de *Tomblaine*. — École de *Nancy* (Œuvre privée).

Meuse. — Comité départemental à *Bar-le-Duc*.

Morbihan. — Comité de patronage des blessés à *Vannes*.
— École de rééducation des mutilés à *Lorient*.

Nièvre. — Comité départemental à *Nevers*. — Centre de
rééducation professionnelle de l'Œuvre nivernaise des
mutilés à *Nevers*.

Oise. — Comité départemental à *Beauvais*. — Institut
agricole de *Beauvais*.

Orne. — Comité départemental à *Alençon*.

Pas-de-Calais. — Comité départemental à *Boulogne-sur-
Mer*. — École pratique de *Boulogne-sur-Mer* (Commerce). — École professionnelle de *Calais*.

Puy-de-Dôme. — École professionnelle des blessés de
*Clermont-Ferrand* (Commerce). — École d'aveugles de
*Clermont-Ferrand*. — École pratique de *Thiers* (Com-
merce).

Pyrénées-Orientales. — Comité départemental à *Per-
pignan*.

Rhône. — Comité départemental à *Lyon*. — Écoles
professionnelles de blessés de *Lyon* : École Joffre,
41, rue Rachais et École de Tourvielle ; École Général
Pau. — Institut agricole de *Sander-Limonest*. —
Cours professionnels de *Lyon* (Société d'Enseignement
professionnel). — Écoles d'aveugles de *Caluire* et de
*Villeurbanne* (*Lyon*). — École pratique d'agriculture
d'*Ecully*.

Saône-et-Loire. — Œuvre des mutilés de guerre à
*Mâcon*. — École nationale d'Arts et Métiers de *Cluny*
(Commerce). — École pratique de *Fontaines* (Agriculture). — Placement dans l'industrie (Comité
départemental).

Sarthe. — Placement dans l'industrie (Comité départemental du *Mans*).

Savoie. — Comité départemental à *Chambéry*.

Seine-et-Oise. — Œuvre d'assistance aux mutilés à
*Versailles*. — École d'horticulture de *Versailles*. —
École d'agriculture de *Grignon*. — Bergerie nationale
de *Rambouillet*. — Ateliers professionnels de *Versailles*
(Œuvre privée). — École de *Juvisy* pour agriculture
(Union des colonies étrangères). — École d'aviculture
de *Gambais*. — École d'agriculture de *Noisy-le-Grand*.

Seine-Inférieure. — École de rééducation professionnelle de *Rouen*. — Œuvre havraise de rééducation

professionnelle au *Havre*. — École pratique d'industrie à *Elbeuf*. — École d'agriculture de *Grugny*.

Somme. — École de rééducation professionnelle à *Amiens*. — École d'aveugles d'*Amiens*.

Tarn. — Œuvre tarnaise de rééducation professionnelle à *Albi*.

Tarn-et-Garonne. — Comité départemental à *Montauban*.

Var. — Comité départemental à *Draguignan*.

Vaucluse. — Comité départemental à *Avignon*.

Vendée. — Comité départemental à *La Roche-sur-Yon*.

Vienne. — Comité départemental à *Poitiers*.

Vosges. — Comité départemental à *Épinal*.

Yonne. — Comité départemental à *Auxerre*. — École pratique de *la Brosse* (Agriculture).

Algérie. — Comité départemental à *Alger*. — École de rééducation de l'Amicale des mutilés à *Alger*. — École d'El-Kouba à *Alger*. — École Victor Vassal à *Oran*. — Comité départemental à *Constantine*. — École d'apprentissage de *Dellys* (Commerce).

Tunisie. — Placement dans l'industrie (Résidence générale).

# TABLE DES MATIERES

Les articles composant ce volume sont extraits de
**Paris Médical** et de **La Vie Agricole et Rurale.**

2140-17. — CORBEIL. Imprimerie CRÉTÉ.

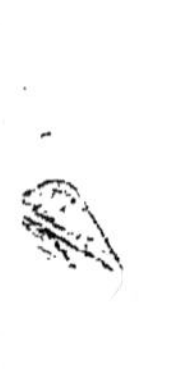

2140-17. — CORBEIL. Imprimerie CRÉTÉ.